# Mi vida con Psoriasis

La historia de lo que finalmente
funcionó para mí
y me mantuvo sano durante más de 30
años

Por: ROSS GAMBRIL

# *Dedicación*

Este libro está dedicado a todos los que han sufrido los hondazos y flechazos, las pruebas y tribulaciones y la increíble angustia mental que les ha causado esta devastadora aflicción.

Deseo y espero que este libro y la información que contiene pueda cambiar su vida como lo ha hecho con la mía.

# Tabla de contenido

# *Introducción*

Este libro es una labor de amor. Está dedicado, desde el fondo de mi corazón, a todos y cada uno de los que han tenido que soportar el dolor, el increíble sufrimiento y la vergüenza que nos inflige esta enfermedad. No es un libro largo, como la mayoría de los que existen. Sólo tiene la información básica sobre lo que hice para vencer a la psoriasis y espero que suficiente información para ayudarle a tomar una decisión adecuada sobre si probar o no lo que me funcionó a mí.

La primera vez que escribí sobre mi lucha por eliminar la psoriasis fue después de haberme mantenido prácticamente al 99% sano durante más de 3 años, hace ahora unos 31 años. Desde entonces, he experimentado e investigado todo lo que he podido sobre la psoriasis, y este libro incluye toda la información adicional que he podido reunir desde entonces.

Que yo sepa, no hay nadie que haya sido capaz de estabilizar su psoriasis en remisión prácticamente total durante el tiempo que yo lo he conseguido, durante más de 30 años. Puede que haya otros. Algunos de los que leyeron mi primer folleto y aplicaron lo que describía en él me han dicho que han conseguido los mismos resultados. Puede que haya otros que se hayan topado con lo que yo he encontrado. No tengo forma de saberlo. Sólo después de haber podido estabilizar la enfermedad durante ese período de tiempo pude tener observaciones sustanciales, válidas y significativas que transmitir. Esas observaciones, que están basadas en mi experiencia personal, son las que están en este libro. Tómenlas por lo que crean que valen. Lo que descubrí cambió literalmente mi vida.

Formamos parte de un grupo que lo padece el dos por ciento de la población mundial. Incluso más, el triple, que padecen eccema. La razón por la que creo que nunca ha estado en el primer plano de la preocupación médica, en mi opinión, es por dos motivos: 1) no pone en peligro la vida, aunque sí la cambia drásticamente; y 2) los que lo padecemos no lo mencionamos mucho a los de fuera, por la vergüenza que nos produce.

Después de tres años de utilizar este tratamiento y de que funcionara tan maravillosamente, llegué al punto de que sólo yo me daba cuenta de que lo tenía. Entonces me di cuenta de que no podía, con toda la conciencia tranquila, guardármelo para mí, así que escribí un breve folleto que describía mi viaje hasta llegar a estar prácticamente sano. Este libro es una reescritura del folleto original y contiene todo lo que he aprendido sobre la psoriasis desde que me curé. La sencillez de lo que hice y sigo haciendo hasta el día de hoy y la forma tan maravillosa en que funciona es a la vez una alegría fantástica y una grave irritación. ¿Por qué, se preguntarán, este tratamiento me resulta tan irritante? Porque la psoriasis existe desde hace más de 2.000 años, probablemente desde el principio de los tiempos, y nadie había descubierto este tratamiento, ¡hasta ahora! Me ha cambiado literalmente la vida.

La mayoría de los libros que he leído, y han sido unos cuantos, fueron escritos obviamente por personas que no la padecen, al menos los que yo he leído. Parece que siempre que lees alguno de los libros escritos por esos supuestos expertos, suenan más como un sermón de clase que como alguien que intenta contar una historia real a cualquiera que la padezca y sepa lo grave que es. Ninguno de nosotros se merece eso de nadie, y mucho menos de alguien que no lo ha vivido en primera persona. Espero sinceramente que este libro y lo que escribo en él le llegue de la manera adecuada y no suene denigrante o menospreciante en modo alguno. No es mi intención. Es sólo mi historia y la historia de lo que encontré que funcionó y sigue funcionando increíblemente bien para mí hoy en día.

Este libro trata de mis experiencias como enfermo de psoriasis, pero lo que descubrí también es muy relevante para los que padecen eczema, ya que tanto la psoriasis como el eczema están en cierto modo relacionados. Gran parte de ambos son muy similares. Prácticamente todo lo que he escrito en este libro es muy importante tanto para los que padecen psoriasis como eczema, con la excepción de la escama y los problemas artríticos que aparecen con la psoriasis.

La información aquí contenida es todo lo que he aprendido a lo largo de 50 años. Como se tituló una vez en una película, he aprendido "Lo bueno, lo malo y lo feo". Todo es muy, muy real y es mi propia experiencia personal con esta enfermedad increíblemente devastadora, que es la psoriasis. Es lo que he descubierto utilizándome a mí mismo como conejillo de indias. El contenido de este libro sólo tendrá sentido para quienes también la padezcan, tanto la psoriasis como el eczema. Los que no la padezcan encontrarán una lectura interesante y nada más.

Espero sinceramente que esta información le resulte tan valiosa como lo ha sido para mí.

# Sobre el libro

La obra que se presenta a continuación ha sido escrita como texto de no ficción. Los acontecimientos descritos por el autor se expresan según su leal saber y entender. En definitiva, se trata de una mirada a la vida del autor en su lucha contra la psoriasis y los sucesos asociados, por lo que es inevitable que haya subjetividad. Es la verdad, tal como la entiende el autor, y no una ficción que se inventa para escribir este libro. El libro se ha escrito con la conciencia de la enfermedad y el humor de las experiencias generales del autor, así como de algunas experiencias particulares.

# 1

## *Mi viaje por la psoriasis*

Corría el año 1996 cuando decidí por primera vez escribir un libro sobre mis experiencias, después de haber dejado de tener indicios externos de padecer psoriasis durante unos 3 años. Por aquel entonces la gente me decía que vendiera mi libro o que lo pusiera gratis en Internet. El problema era que la mayoría de la gente cree, y hasta cierto punto tiene razón, que los consejos gratuitos valen lo que se paga por ellos. Con este libro, he reescrito el folleto original para incluir toda la información adicional que he encontrado en los 30 años transcurridos desde que me volví prácticamente sano. Lo hago a mi manera y espero no sólo compartir con usted mis experiencias pasadas, sino también promover lo que he encontrado y explicarte su eficacia.

También espero promover lo que ha llegado a ser Psorclear™ como un tratamiento viable, eficaz y consistente no sólo para la psoriasis, pero, también un tratamiento eficaz para el eczema y otras enfermedades de la piel relacionadas.

He escrito este libro a partir de mis experiencias como enfermo de psoriasis durante más de 50 años y mi perspectiva de lo que he vivido. Es un relato en primera persona, no una observación abstracta de la enfermedad, como ocurre con la mayoría de los libros que se publican. En el libro también hago referencia al eczema, que es una afección muy parecida, aunque no se manifiesta tan gravemente como la psoriasis. La principal diferencia entre la psoriasis y el eczema es que éste último no desarrolla descamación de la piel, ni afecta a las articulaciones óseas. El enrojecimiento, el picor, el malestar general, la vergüenza visual, así como el trauma psicológico que ambos provocan son, en su mayor parte, prácticamente idénticos para la mayoría.

No me haré rico con la publicación de este libro, pero cubrirá mis gastos y haré llegar esta información a aquellos de ustedes que la necesitan y la merecen. Muchas personas, incluso las que la han contraído recientemente, desconocen la enfermedad de la psoriasis. Algunos creen que puede ser infecciosa. No lo es. Simplemente, las células de la piel de una persona se desarrollan a un ritmo mucho más rápido, increíblemente más rápido que las células de la piel normal. El resultado es una acumulación de escamas en la superficie de la piel que, como usted bien sabe, causa irritación e inflamación graves y que puede ser increíblemente debilitante en casos extremos, especialmente con la artritis psoriásica. No es y repito, no es curable, al menos no en este momento. Esperemos que algún día lo sea. Por ahora, todo lo que podemos hacer es tratar los síntomas externos de la mejor manera posible. Lo que yo he encontrado es lo que mejor me ha funcionado de todo lo que he probado y espero que a usted también le funcione. Aunque la comunidad médica conoce bien la información que contiene este libro, lo más probable es que esta información nunca salga a la luz por su parte, ya que no es económicamente factible que la comunidad médica lo haga, de lo que hablaré más adelante en el libro. La mayoría de los pacientes de psoriasis como usted describe su experiencia como controlan los síntomas externos, la adaptación a las limitaciones creadas por la enfermedad y la superación del increíble trauma psicológico con el que todos tenemos que lidiar. No se lo contamos a los demás y nos esforzamos al máximo para salir adelante lo mejor que podemos. Ocultamos que la tenemos a todos los que podemos.

La información en este libro es mucho más valiosa que su costo, pero, mi única intención es compartir con usted la información que me fue dada, junto con lo que descubrí a medida que avanzaba el tiempo. También incluye lo que he aprendido de mis experiencias y mis hallazgos, así como cómo y por qué decidí finalmente tener lo que ahora es Psorclear™ formulado.

Hay muchos enfermos de psoriasis que probablemente no comprarían este libro porque piensan, dado lo mucho que les han costado sus tratamientos, que cualquiera que ofrezca estos conocimientos gratuitamente, sin comparar costes, no puede tener nada valioso que ofrecer. Desgraciadamente, esas personas se equivocan.

Habrá quien piense que se trata de un tratamiento más, inventado por alguien que nunca se ha sometido a él. También ellos están equivocados y mal orientados.

Hay algunos de ustedes que, aunque sólo padezcan un caso muy leve de psoriasis y no le den importancia al hecho de que la tengan, deberían leer este libro para saber lo que he descubierto sobre la psoriasis. Puede que a usted también le sirva de ayuda, aunque sólo sea para comprender lo mala que puede llegar a ser y agradecer que no lo sea tanto.

Sufrí esta enfermedad, igual que usted, durante más de veinte años antes de descubrir este tratamiento. Los recuerdos que tengo de aquella época de lo horrenda que fue nunca desaparecerán, y esas experiencias relacionadas son inolvidables, por mucho que intente olvidar. Esos vívidos recuerdos son los que me dieron la motivación para escribir este libro. También me doy cuenta de que los tendré, también me doy cuenta de que siempre los tendré, aunque ahora prácticamente hayan desaparecido y haya sido así durante mucho. Nunca podré olvidar mi pasado.

No voy a mantenerlos en vilo durante mucho más tiempo. Estoy seguro de que hay algunos de ustedes que están interesados en saber qué es lo que uso que fue y sigue siendo tan eficaz para mí. Este producto se comercializa actualmente bajo el nombre comercial de Psorclear™ y ha cambiado totalmente mi vida para bien. No es nada más que un suplemento mineral común que se encuentra en la vida cotidiana y que ha sido especialmente prescrito para minimizar sustancialmente o, en la mayoría de los casos, así como lo hizo en el mío, erradicar por completo cualquier signo externo de tenerlo. También ha sido formulado para reducir esencialmente o eliminar cualquiera de los desagradables efectos secundarios potenciales de su uso.

A lo largo de los siguientes capítulos, le proporcionaré información adicional sobre cómo surgió Psorclear y cómo se desarrolló. Puede que algunos de ustedes no tengan la paciencia de leer todo el libro, así que pasen a los capítulos tres y cuatro. Sin embargo, tómese su tiempo para leer el libro completo. Cómo surgió Psorclear™ se describe completamente en el capítulo cinco del libro.

He explicado en su totalidad lo que hice, con la ayuda de un amiga que es investigadora genética, para saber el resultado que he conseguido. Para saber cuáles han sido y siguen siendo esos resultados hasta el día de hoy, debe leer este libro en su totalidad. También he discutido los efectos de mi considerable investigación, experimentación y estudios que he llevado a cabo durante los últimos 30 años. Si le dijera que la sal realza el sabor de las patatas, es posible que no me creyera hasta que le mostrara cuánta sal utilizar o, en este caso, qué cantidad utilicé para mi psoriasis y qué me funcionó mejor. Lo que es más importante, en este caso, es que es posible que usted no consiga los mismos resultados que yo sin los conocimientos que he adquirido y le transmito en este libro.

Este libro es un relato de lo que me sugirió mi buena amiga, la investigadora genética, y de lo que hice a raíz de sus consejos. Se basa en la información que ella me proporcionó, así como en lo que yo descubrí en mis investigaciones. Esta información no pretende ser una recomendación médica de ningún tipo, ya que no soy médico y, por lo tanto, no puedo proporcionar legalmente ningún tipo de consejo médico, ni sería razonable que lo hiciera. Se trata de mis propias experiencias vitales con relación a la psoriasis, que creo que tengo la responsabilidad de compartir con usted para ayudarle a mejorar su vida.

En mi vida profesional, soy un promotor inmobiliario que casualmente tenía una amiga que trabaja como investigadora genética en un importante centro médico, que conocía mi enfermedad y estaba preocupada por ella. Me contó lo que pensaba de mi psoriasis y yo seguí su sugerencia. Usted decide si quiere seguir mi ejemplo o no. Depende enteramente si quiere considerar su importancia como algo valioso para usted. No puedo transmitirle nada más que lo que hice y lo que descubrí en mi investigación. Sólo puedo difundir lo que me contaron en aquellos tiempos. En este libro, compartiré con usted todos los conocimientos adicionales que he obtenido, así como algunas de las muchas experiencias que he tenido a lo largo de las tres últimas décadas.

Para simplificar las cosas, sin dejar de proporcionarle información sobre mis experiencias, he intentado divulgar lo que me han dicho y lo que he descubierto a partir de mi minucioso estudio de esta temida enfermedad. Podría escribir y profundizar mucho más, pero me abstendré de hacerlo para ser lo más conciso posible. Para ser sincero, existen demasiados libros con cientos de páginas escritas por personas que nunca han experimentado lo que es adolecer de psoriasis o eczema y no tienen ni idea de lo que se siente al sufrirlas. No he incluido ninguna de mis experiencias psicológicas en este libro. No creo que tenga que recordarte por lo que estás pasando ahora mismo.

Como todos sabemos, es absolutamente devastador y supera con creces la imaginación de quienes no lo padecen. ¿Cómo me siento ahora? Normal, ¡y lo digo en el buen sentido! Todos los signos externos de la psoriasis han desaparecido. Si tiene más preguntas después de leer este libro, no dude en ponerse en contacto conmigo y haré todo lo que esté en mi mano para responderlas lo antes y mejor posible.

La palabra psoriasis es un derivado de la palabra griega "psora", que significa "picar". Que yo sepa, la psoriasis es la enfermedad más antigua sobre la faz de la tierra para la que nunca ha existido un tratamiento significativo y eficaz que funcione de forma constante hasta ahora. Hace cuarenta años, un sacerdote católico me dijo que había referencias bíblicas a los leprosos y sus lesiones blancas escamosas. Eso hace que la enfermedad tenga, según mis cálculos, más de 2.000 años de antigüedad.

Ha habido registros de personas que sufrían de psoriasis desde el principio de la historia, y tres libros del Antiguo Testamento en la Biblia incluyen pasajes relativos a personas que padecen psoriasis. Uno de los libros, el Levítico, está enteramente dedicado a las personas que poseían una piel escamosa de color rojo y blanco. Además, se hace referencia a ella en los libros de los Números y de los Reyes. En aquella época se les llamaba leprosos. ¿Adivine qué? Los leprosos no tienen la piel escamosa de color rojo y blanco, pero los que experimentan la psoriasis sí. La lepra no es blanca. Se manifiesta en forma de bultos de color oscuro en la piel que pueden deformar gravemente las partes del cuerpo de una persona. Como usted puede o no saber, cuando aparece la psoriasis, primero aparece como manchas rojas, luego con escamas blancas y las personas que tenían psoriasis durante ese tiempo, lo más probable es que fueran exiliadas a colonias de leprosos. Esa era, sin duda, una sentencia terrible para esos individuos. Supongo que lo peor que cualquiera de nosotros haya experimentado palidece en comparación con lo que tuvieron que pasar aquellos desafortunados individuos.

La psoriasis no tiene distinción de sexo, raza o edad, ni tampoco de etnia, pero algunas investigaciones han indicado que, en ciertos casos, parece ser más común en las mujeres que en los hombres. Otros estudios, en cambio, han demostrado que es más común en varones que en mujeres. En este libro aprenderá acerca de la psoriasis y las diferentes teorías que existen, y descubrirá muchas ideas, teorías e investigaciones contradictorias que existen sobre ella. Esto es lo que nos lo pone tan difícil y no ayuda en nuestra situación. Nadie en la comunidad médica parece tener una respuesta definitiva ni para la psoriasis ni para el eczema.

La psoriasis, la enfermedad que usted y yo soportamos, no es única ni mucho menos. La psoriasis afecta a cerca del dos por ciento de la población mundial, y se calcula que sólo en Estados Unidos la tienen más de 7 millones de personas. Hay mucha más gente que adolece de eczema, más del triple, que es muy similar a la psoriasis tanto en su aspecto como en sus síntomas como ya he dicho antes. Los casos graves de eczema tienden a manifestarse en forma de ampollas, no de piel escamosa. Existen numerosas opiniones sobre el origen de esta afección y las circunstancias que pueden provocar un brote cutáneo, pero hay algunos factores en los que se suele estar de acuerdo. El sistema inmunológico de una persona está asociado a ella y tiene un origen genético. La probabilidad de padecer psoriasis puede alcanzar hasta dos generaciones o más.

Como ya se ha dicho, la psoriasis es esencialmente una enfermedad en la que las células de la piel se multiplican a un ritmo astronómicamente superior al de las células de la piel normal, lo que da lugar a manchas rojas, la descamación blanca de la piel muerta y la inflamación, por no mencionar el malestar general. Las células de la piel normal se regeneran aproximadamente cada 23 o 28 días. Su aspecto es comparable al del eczema, pero bastante más grave. No existen pruebas diagnósticas para la psoriasis, ni análisis de sangre que puedan realizarse. El diagnóstico se hace visualmente, y muchos sujetos pueden estar afectados sin darse cuenta hasta que son informadas por otra persona o por un dermatólogo. Yo lo desconocía por completo hasta que me lo indicó alguien versado en la materia.

Como he dicho antes, no hay cura, repito, NO HAY CURA ni para la psoriasis ni para el eczema. Sin duda lo reiteraré varias veces más en este libro, porque es muy importante que lo entienda perfectamente. Parece que hay muchísima gente que la sufre y que cree que existe una cura en alguna parte. Por ahora, no la hay. En su lugar, sólo se hallan tratamientos para reducir los síntomas externos visibles de la enfermedad. No es infecciosa en modo alguno.

La psoriasis puede remitir por sí sola y permanecer en remisión durante un largo periodo de tiempo. Por lo general, dura entre uno y doce meses, pero en algunos casos puede prolongarse más tiempo.

Existen ocho tipos básicos de psoriasis;

(1) Psoriasis en placas, el tipo más común.

(2) Psoriasis guttata.

(3) Psoriasis pustulosa.

(4) Psoriasis eritrodérmica.

(5) Psoriasis inversa.

(6) Psoriasis del cuero cabelludo.

(7) Psoriasis ungueal.

(8) Artritis psoriásica.

Es posible tener uno solo o los ocho tipos al mismo tiempo, y pueden afectar a las distintas zonas del cuerpo de manera simultánea. En un momento dado, me cubría por completo y la tenía prácticamente en todo el cuerpo. Gracias a Dios, nunca he tenido que lidiar con la artritis psoriásica. Hablando con otras personas que la sufrieron o la soportan actualmente, he aprendido que es extremadamente dolorosa y, en muchos casos, llega a ser físicamente inmovilizante. Ni que decir tiene que, como varón, no tengo ni idea de lo debilitante y psicológicamente traumatizante que puede ser esta enfermedad para las mujeres y las niñas. Sólo puedo comprender y simpatizar con lo que estás pasando. Está más allá de mi comprensión lo mentalmente devastador que puede ser para usted. Yo mismo no estoy seguro de poder comprenderlo del todo. A las mujeres que lean mi libro, les ruego que acepten mi más profundo pesar y espero que este libro pueda serles útil y cambiar su vida como lo hizo con la mía.

Comprendo que usted padezca psoriasis o eczema, y que muchas de las cosas que digo en este libro no le sean necesarias. Es posible que algunos hayan tenido experiencias similares a las mías, y que otros las hayan tenido incluso peores; no obstante, es presumible que quienes contrajeran esta enfermedad recientemente (en los últimos dos o tres años) y aún no sean conscientes del alcance que puede llegar a tener.

He intentado escribir esto para todo el mundo y ser todo lo sincero que una persona con psoriasis puede ser acerca de sus experiencias. Puede que la mayoría de ustedes no necesiten, o ni siquiera quieran, escuchar mi historia. Aunque es factible que muchos sean como yo cuando empecé a tener psoriasis, confiando en lo que les dicen los demás, tanto dentro como fuera de la comunidad médica. A todos nos han dado muchos tipos diferentes de recomendaciones de tratamiento de aquellos que no se han enfrentado personalmente a ella más que para tratar sus síntomas.

Existe una clara distinción entre quienes lo han experimentado de primera mano y quienes son, en su mayoría, extraños y curiosos. Por desgracia, la mayor parte de la comunidad médica pertenece a esta última categoría. Muchos de ustedes ya lo saben, afecta a varias zonas del cuerpo de diferentes maneras, y yo personalmente las he experimentado todas, de nuevo con la excepción de la artritis psoriásica. En cualquier caso, hice todo lo que estuvo a mi alcance para proporcionarles mis descubrimientos y su eficacia, así como detalles sobre lo que he hecho para mantener mi estado actual.

Hasta el momento en que encontré lo que funcionaba, me informaban de los diversos tratamientos que se utilizaban habitualmente para tratar mi psoriasis. Toda la información que recibí, y aparentemente también la que le hayan dado a usted, se basa en estudios médicos realizados en grupos y siempre va acompañada de la advertencia de que "no estamos del todo seguros". Hasta ahora, no había ningún denominador común que tuviera sentido para mí en toda la información que había recibido.

Por favor, no se tome como algo personal cualquier humor fuera de lo común que pueda aparecer en este libro. Haré todo lo posible por reducirlo al mínimo. No se trata en absoluto de ridiculizar la psoriasis ni el dolor que causa. No es broma alguna. Simplemente me parece gracioso ver cómo algunos de los sucesos más horribles que me han ocurrido resultan ahora casi cómicos en retrospectiva, puesto que ya han pasado y no me encuentro en la misma situación.

Espero de todo corazón que este libro le proporcione las mismas ventajas que a mí me aportaron, tanto los conocimientos que recibí hace muchos años como la información que encontré a través de mi investigación en los años transcurridos desde entonces. Por consiguiente, con un poco de suerte, podrá, como yo lo hago hoy, mirar hacia atrás en su experiencia y encontrar algo de humor en la agonía física y mental por la que esté pasando en este momento. Ahora me considero prácticamente libre de psoriasis, a pesar de que sé que siempre la tendré. Estoy encantado de que, después de todos estos años de padecer esta insoportable enfermedad, por fin haya descubierto algo que no sólo me funciona a mí, sino que también puedo compartir con usted. Agradezco a mi amiga que me guiara hacia este descubrimiento. Siempre sospeché que alguien acabaría descubriendo lo que era realmente eficaz. A mí me funcionó y me sigue resultando de maravilla, y aspiro de verdad que, si decide probarlo, también le surta efecto.

Confío que este libro le ayude a comprender mi estado de aquel momento, lo que hice por sugerencia de mi amiga y cómo prácticamente ha eliminado mi psoriasis. Espero que este libro le resulte útil. Tal vez incluso pueda relacionar mis experiencias con algunas de sus propias circunstancias personales.

# 2

## *Tiempos difíciles*

Hace más de cincuenta años que padezco psoriasis, cincuenta y cuatro para ser exactos. Fue la última semana del primer semestre de la universidad cuando me enfermé. Ni siquiera sabía lo que era hasta que un hermano fraternal me lo contó. Su madre la tenía. En aquel momento, empezaron como pequeñas manchas en los codos y no le di importancia. Pero no sabía lo que estaba empezando a ocurrir.

En los dos años siguientes, me cubrió casi el 85% del cuerpo. Se extendió a los brazos, las piernas, todo el torso (por delante y por detrás), las manos, los pies, las uñas, el pelo, el interior de las orejas, la cara y, sí, incluso los genitales (eso sí que es acabar con una vida sexual que ni siquiera había empezado). Cuando me rascaba y me picaba horriblemente, como bien sabes, lo más probable es que empezara a sangrar. Me proporcionó un aplazamiento de la conscripción para evitar ir a Vietnam, de lo que puedo decir sinceramente que no me alegré. Verás, yo estaba en la cola para el entrenamiento de piloto a través de la universidad R.O.T.C., hasta que suspendí el examen físico a causa de ello y mi sueño de ser piloto de líneas aéreas comerciales se hizo añicos. Para alguien que tenía todos estos maravillosos planes sobre mi futuro y lo que quería hacer, esta situación me dejó totalmente destrozado. Me avergonzaba de mi piel y de mi estado, y cada vez iba a peor. Pensé que tal vez era mi fin, que mis buenos días y mis grandes sueños se habían esfumado.

En una época, y esa "época" duró varios años, tenía escamas tan fuertes en la parte delantera y trasera de las rodillas y los codos que, cuando doblaba los brazos o las piernas, la piel se agrietaba y empezaba a sangrar, por no hablar del calor insoportable que generaban las lesiones. La inflamación de la piel, la piel agrietada y las hemorragias se habían convertido en mi "nueva normalidad". Todas las noches, antes de acostarme, me cubría el cuerpo y el cuero cabelludo con el medicamento que mejor me funcionaba en ese momento, ya fuera una crema, una loción o una pomada. Cada noche me envolvía completamente en celofán, de la cabeza a los pies, con un gorro de ducha (una ropa de noche preciosa, ¿eh?) y me iba a la cama. Mi dermatólogo no recomendaba envolverme con pomadas, pero a veces era la única forma de que funcionara. Mi situación empeoraba tanto que, si no me ponía estas pomadas, realmente no tenía otra opción. Cuando me iba a la cama, estaba más hermético que un puro de cincuenta dólares. En un momento dado, llegué a pensar que alguien debería desarrollar y comercializar un traje de noche de celofán lavable y con cremallera para los enfermos de psoriasis.

Cada mañana, pasaba la primera media hora más o menos raspando la escama de mi cuerpo con un cuchillo muy afilado, sólo para sobrevivir un día más. Esta era mi rutina diaria. Luego volvía a hacerlo la noche siguiente. Luego cogía mi fiel aspiradora y aspiraba las escamas de mi cama que provenían de las partes de mi cuerpo que no estaban envueltas. Parecía más que estuviera durmiendo en una playa que en una cama. Seguro que ayudó a disminuir mi deseo de querer pasar algún tiempo en la playa, lo que ayudó ya que no podía llevar traje de baño. Odiaba las miradas odiosas y las preguntas repetitivas que me hacían sobre mi situación. Durante más de veinte años, nunca llevé pantalones cortos, camisetas de manga corta ni fui a nadar. Lo que más me dolía era no poder nadar, ya que antes de esta situación solía nadar de forma competitiva. Mi primo era el entrenador del equipo olímpico de natación de Estados Unidos en 1984. Me encantaba nadar y lo hacía siempre que tenía ocasión. Incluso llegué a trabajar en una piscina local, pero cuando enfermé de psoriasis, ya no podía quitarme la ropa. La gente me miraba y a veces me sentía muy incómodo.

En una ocasión que recuerdo muy bien, había ido a un túnel de lavado donde lavaban el exterior y limpiaban el interior del coche. Cuando salí del coche, el empleado me preguntó si acababa de volver de la playa. Le dije que sí. No quería entrar en una discusión sobre si lo que había en el suelo del coche era cal que me había rascado en las piernas.

En realidad, no es culpa suya, simplemente no lo saben y yo podría entenderlo. A pesar de todo lo que he pasado, doy gracias todos los días por no formar parte del dos por ciento de personas que padecen artritis psoriásica. Sinceramente, no puedo ni imaginarme lo que es eso y mi corazón está con los que sí lo padecen.

Con todo esto no pretendo impresionarles ni ganarme su simpatía. Dios sabe que podría encontrar una manera mejor. Sé que no le estoy contando nada que usted no sepa ya. Al fin y al cabo, has comprado este libro porque estás pasando por algo parecido a lo que yo pasé y estás buscando un camino mejor, algo que pueda ayudarte de verdad, igual que me pasó a mí. Quiero contarle todo esto para que se dé cuenta de que, sí... yo he lidiado con esto, que entiendo su dolor y empatizo con su situación. También se lo cuento para que se dé cuenta de que la información de este libro proviene de la experiencia de primera mano de padecer la aflicción, de mi uso de las recetas disponibles y de otros tratamientos. Y lo que es más importante, el cambio que se produjo en mi afección cuando empecé el tratamiento para controlarla, que se describirá por completo en los capítulos posteriores. Esta es una historia real. La historia de mi vida y de la enfermedad a la que me he enfrentado durante décadas. Fui mi propio conejillo de indias y le estoy dando un relato de primera mano de esa experiencia.

Todas las personas que he conocido que sabían que yo tenía "algo", tenían una "cura" casera o, a medias. Esto se aplica no sólo a los que padecemos psoriasis o eczema, sino a muchos que pueden sufrir otras afecciones cutáneas. La gente como nosotros siempre ha oído un cuento de viejas o lo que le han sugerido sus amigos o familiares o lo que han leído en Internet. Este tipo de personas no entienden realmente la situación y por lo que estás pasando, aunque puedan tener buenos pensamientos y sentimientos y buenas intenciones. No tenían ni idea de por lo que yo estaba pasando en aquel momento. Llegué al punto de oír tantas veces las mismas ideas de "remedios caseros" que, cuando alguien me hacía la inevitable pregunta sobre lo que tenía, mi mente algo retorcida tomaba el control. Respondía a sus preguntas con afirmaciones ligeramente retorcidas que describían mi enfermedad y que prefiero no repetir aquí. La naturaleza repetitiva de estas preguntas se convirtió en algo mundano para mí, por lo que mi sarcasmo a menudo se apoderaba de mí. Sin embargo, mis retorcidas respuestas solían detener cualquier conversación al respecto. Alguien me dijo una vez: "Los que saben, saben... los que no, no importan". El contexto aquí es que, si lo tienes, te importa, si no, no tienes ni idea. Es sólo una razón para que esas otras personas hagan preguntas tontas sobre el tema y hagan sugerencias de tratamiento "útiles". Asúmalo, a menos que tenga psoriasis o trabaje en el campo de la medicina, lo más probable es que ni siquiera sepa deletrearlo. No se les puede culpar, no es la palabra más fácil de deletrear. Algunos ni siquiera saben pronunciarla correctamente, y recuerdo que una vez se refirieron a ella como "sorry asses". Esa gente no tiene ni idea de lo acertados que están. Nosotros somos exactamente así, por desgracia.

Lo que la gente no sabe es que oír cosas así no nos hace sentir mejor, de ninguna manera. Igual que todos los anuncios alegres y animados sobre la psoriasis que salen ahora en la tele. Eso es porque no saben, ni entienden realmente, lo que es tenerla. Puede que no tengan la capacidad de comprender la presión personal que crea el mero hecho de tenerla, el increíble picor, el dolor, la descamación masiva, incluso la hemorragia en muchos casos, la deformación de las uñas de manos y pies, la descamación del cuero cabelludo, el sufrimiento y la increíble vergüenza, así como los graves problemas psicológicos que conlleva. Por no hablar de las preguntas de quienes no saben lo que es. No se dan cuenta del esfuerzo que todos tenemos que hacer para ocultarlo a los demás, para evitar esas preguntas bienintencionadas, pero equivocadas. No todo el mundo es así, algunas personas son más empáticas que otras y realmente tienen la capacidad de comprender el dolor ajeno. Dicho esto, es una raza rara la que realmente tiene esa capacidad. En realidad, la raza humana hace que la mayoría de nosotros nos limitemos a preguntar y a arrojar luz sobre casi cualquier cosa sin tener en cuenta todas y cada una de las cuestiones implicadas. Todos tendemos a tener nuestras opiniones, sin importar, en este caso, lo equivocadas que puedan estar.

Entonces llegó mi amiga, con información que pensé que por fin tenía algo de credibilidad y validez y algo que realmente tenía sentido, ¡por primera vez desde que tengo esto! Incluso los dermatólogos a los que he ido, y he ido a algunos que se dice que son de renombre mundial en el campo de la dermatología, tanto en Chicago como en la Clínica Mayo, que sólo se limitaban a tratar los síntomas externos con medicamentos que no eran más que una solución temporal. Cuando fui a la Clínica Mayo, en realidad sabía más sobre la psoriasis que el dermatólogo con el que hablé. La verdad es que fue una experiencia muy sorprendente y molesta. Supongo que nunca se aprende mucho como mero espectador. Realmente no tenían ni idea de cuál era la causa. Al menos, si lo sabían, y sospecho que puede que sí, no se molestaron en decírmelo. ¿Por qué no me lo dijeron? Su suposición es tan buena como la mía, pero la culpa puede ser de la economía. Se limitan a tratar los síntomas, incluso hoy en día. Después de todo, todo lo que hace es causar incomodidad, incomodidad extrema, pero no es una amenaza para la vida. En este momento hay unos 9.600 dermatólogos en ejercicio en los EE. UU. De ese grupo, al igual que nosotros, probablemente solo el 2% tiene psoriasis y sabe realmente lo que es tenerla. Hagan cuentas. Son unos 190. Las posibilidades de encontrar un dermatólogo con experiencia de primera mano son escasas o nulas. El resto sólo sabe lo que ha estudiado, leído u observado, principalmente utilizándonos como conejillos de indias para experimentar. En cuanto a los homeópatas, tienen sus ideas sobre tratamientos y dietas naturales. Desgraciadamente, ellos también están tan equivocados como los médicos, saben lo que han observado y leído, pero no lo han experimentado. Como en la vida, a menudo la gente habla de temas en los que no tiene experiencia, y nosotros escuchamos. La analogía que puedo utilizar aquí es que yo intente contarle a una mujer lo que es tener un bebé y hablarle de la miseria que pasará mientras lleve al niño. Yo soy un hombre. ¿Cómo voy a saber lo que es dar a luz a un niño? Nunca experimentaré lo que es dar a luz a un niño. Sólo puedo contar lo que me han contado y lo que he leído. He visto algunas películas de partos como parte de ser padre e ir a clases de preparación al parto con la madre de mis hijos, pero, en realidad, ¿qué sé yo? Así que, para abreviar, no sé prácticamente nada, ya que nunca lo he vivido en primera persona. Al igual que el 98% de los dermatólogos en ejercicio que nos asesoran sobre nuestra enfermedad, que nos dan sus ideas, opiniones y que nos utilizan como sus conejillos de indias experimentales. En la mayoría de los casos, como desgraciadamente todos hemos comprobado, lo que nos ofrecen es sólo una experiencia de segunda mano y, en realidad, casi totalmente inútil. Lo que nos ofrecen funciona durante un tiempo y luego prueban otra cosa con nosotros.

Mi primera visita a un dermatólogo fue en 1967. Era un hombre muy agradable y tengo que reconocer que fue totalmente sincero conmigo y me dijo que en realidad no sabían mucho sobre la enfermedad. Me dijo que no me llamarían a filas, pero eso ya lo sabía. Me dijo que era hereditaria y que podía pasar de una generación a otra, lo cual fue lo más desconcertante para mí. Nadie de mi familia (de ninguno de los dos lados) la tenía y me preguntaba "¿por qué yo?". ¿Por qué tenía que ser yo? Resultó que a mi padre le apareció un poco de psoriasis en el cuero cabelludo a los

54 años. Durante los siguientes veinte años, los costes de mi tratamiento, incluidas las visitas al consultorio, superaron los 100 dólares semanales. Eso era más de $100,000.00 en ese entonces, si usted está tratando de obtener una estimación. Eso es más de $ 600.000 en dólares de hoy (2021), basado en el valor del dinero en 1970. El seguro sólo cubría una parte y más tarde nada en absoluto, debido a que era una "condición preexistente". Fui un conejillo de indias muy dispuesto en el Northwestern Medical Center para el desarrollo de lo que se convertiría en Diprolene, así como un par de otros "nuevos" medicamentos. Los gastos diarios se me acumulaban, así que lo hice para ayudar a mantener bajos los costes del tratamiento. Los productos de prueba tienen el inconveniente obvio de que nada es seguro, por lo que uno está al límite en todo momento. Puede pasar cualquier cosa. La otra parte de ese proceso experimental es que, literalmente, tiene que entregar tu vida por escrito, absolviendo a los que hacen las pruebas de cualquier responsabilidad si algo, Dios no lo quiera, saliera mal.

He utilizado tratamientos con alquitrán de hulla, que no funcionaron y sólo hicieron que mi pelo y yo oliéramos mal. He tomado todos los esteroides tópicos, en un momento u otro, y he sufrido de TSW, Abstinencia de Esteroides Tópicos. Solía tener dos o tres tipos diferentes en mi botiquín porque, tarde o temprano, el que estaba usando ya no funcionaba y tenía que cambiar... otra vez. He tomado psoralenos para usar con UVA y UVB (me ponían enferma). He usado metotrexato y esa fue una experiencia aterradora. Tener que estar monitorizada como si algo pudiera ir mal en cualquier momento era un pensamiento aterrador.

En aquel momento no sabía lo que era. En cuanto supe qué era realmente el metotrexato, dejé de tomarlo. Lo que hace el metotrexato y por qué se utiliza para la quimioterapia del cáncer y para tratar la psoriasis es que inhibe drásticamente la reproducción de las células de reproducción rápida. Sin embargo, no es discriminatorio y ataca a todas las células de reproducción rápida del organismo, como las células sanguíneas y capilares, además de muchas otras. Estoy seguro de que algunos de ustedes han conocido a alguien que ha recibido quimioterapia contra el cáncer y ha perdido el pelo mientras la recibía. Me han puesto inyecciones de esteroides, he usado Tegasin y "el último juguete del momento", Dovonex. Probé de todo, lo que fuera que pudiera ayudarme a volver a la normalidad y, con un poco de suerte, volver a ser el hombre que solía ser. Tenía esperanzas cada vez que probaba algo nuevo, pero por desgracia las esperanzas siempre se desvanecían cuando los resultados duraderos no llegaban. Todos hemos probado un tratamiento tras otro, tras otro y, antes de que te des cuenta, lo has probado casi todo con poca o ninguna esperanza y las opciones de un futuro mejor, en efecto, desaparecen. Muchos de los que acaban en esta situación aceptan su destino y siguen con su vida, utilizando productos que les ayudan a controlar su situación lo mejor que pueden. Yo seguí intentándolo, hice todo lo que pude para mantener cualquier situación que se me ofreciera e intenté por todos los medios controlar mi estado, pero nada funcionó. Nada funcionó hasta que lo encontré.

Lo que todos los demás tratamientos tienen en común son:

1) Todos son protocolos regimentados cuyo mantenimiento requiere un esfuerzo concentrado.

2) La mayoría tienen efectos secundarios que pueden causar graves problemas de salud, especialmente los medicamentos orales e inyectables.

3) En el momento en que deje de usar la medicación o, con un uso prolongado de la misma (ni siquiera tan prolongado), lo más probable es que vuelva a reagudizarse peor que cuando empezó a usarla.

Eso es lo que me pasó a mí cuando utilicé los esteroides tópicos. Probablemente como a ti, me hizo preguntarme qué estaba pasando realmente.

Con los "nuevos" productos biológicos como Stelara, Cosentyx, Otezla y los demás, al igual que con las otras cosas, decidirá cuándo quiere dejar de funcionar y finalmente dejará de hacerlo. Al igual que con otros medicamentos recetados, lo más probable es que su cuerpo acabe desarrollando una resistencia a ellos. Estoy seguro de que muchos de ustedes ya lo han experimentado y saben más que yo sobre esos medicamentos. Hablaré más sobre los biológicos más adelante en este libro.

¿Cuántas veces ha usado algo que creía que funcionaba muy bien, sólo para descubrir que de repente dejaba de funcionar, una semana, un mes, incluso un año después? Y, cuando dejó de funcionar, la psoriasis parecía volver incluso peor que antes, los brotes seguían empeorando. Según lo que me dijeron entonces, existe una explicación, pero nadie me la ha explicado de una forma que tenga sentido. En el siguiente capítulo le contaré lo que descubrí por mi cuenta.

He pasado por todo y he utilizado todo lo que ha salido al mercado, excepto los biológicos y los "nuevos" genéricos, que no son más que los mismos medicamentos que ya había utilizado hace años, antes de que caducaran los derechos de patente. Verá, todo medicamento genérico es un medicamento anterior que fue desarrollado y patentado por una compañía particular cuyos derechos de patente han expirado y que ahora está siendo producido por otras compañías. Las otras empresas son libres de copiar las fórmulas y producir los medicamentos a un coste muy reducido, debido al hecho de que no tienen que hacer frente a ningún coste de investigación, desarrollo o aprobación. Esto funciona con productos más sencillos, como aspirinas y remedios para el resfriado, pero no con medicamentos para enfermedades tan complejas como la psoriasis o el eczema. Si no nos funcionó hace años, no nos funcionará hoy. Supuestamente toda la investigación y la tecnología han creado productos mejorados, excepto por una cosa, siguen siendo solo para tratar los síntomas, no la causa.

Es muy parecido a poner una nueva capa de pintura en un barco de madera. Si el barco tiene podredumbre seca, hace que el casco se vea bien durante un tiempo, pero no hace nada para arreglar lo que está causando que la pintura siga ampollándose y descascarillándose. Y, en el momento en que deja de pintar el barco, la podredumbre seca y la descamación de la pintura vuelven, incluso peor que antes... a mí me suena a psoriasis.

Lo que tiene que aceptar es que ni la psoriasis ni el eczema tienen cura, y lo más probable es que nunca la tengan. Lamento tener que decírselo de esta manera, pero estoy seguro de que usted ya lo sabía. Siempre tendrá esa enfermedad y tiene que darte cuenta de que es así, por mucho que desee que no sea así. Todo lo que podemos hacer es tratarla para mantenerla bajo control y, con suerte, reducir sustancialmente o eliminar los indicios externos de su existencia. Todos los que dicen haber encontrado una cura son, a falta de una palabra mejor, farsantes. Son, en efecto, vendedores de aceite de serpiente que intentan que usted se convierta en otro cliente (perdón, paciente) con otro tratamiento que sólo enmascara sus efectos visuales. Esos tratamientos solo funcionan durante un tiempo, como usted bien sabe. El producto que yo había formulado, Psorclear, trata la causa de la afección y, al hacerlo, también minimiza drásticamente y, en algunos casos, elimina totalmente cualquier signo externo de su existencia. Por fin podrá convertirse en lo que tanto desea ser... ¡una persona con una piel normal!

Como he dicho antes, ni la psoriasis ni el eczema son enfermedades potencialmente mortales. Dado que no es económicamente viable encontrar una cura para ninguna de ellas, lo más probable es que ni los médicos ni la comunidad farmacéutica den con la cura definitiva que todos esperamos encontrar. Espero equivocarme, pero no lo creo. Tengo décadas de experiencia con esta enfermedad y estoy bastante seguro de que sé de lo que hablo. He aquí una analogía. A principios del siglo XIX, hasta mediados de la década de 1950, la poliomielitis era muy devastadora y, en muchos casos, había hasta un 30% de probabilidades de un desenlace fatal. Se trata de una enfermedad que afecta al sistema nervioso central y puede causar parálisis interna (de los órganos) y externa (de los músculos). Tanto los médicos como las empresas farmacéuticas ganaban millones, incluso posiblemente miles de millones de dólares, tratando a pacientes que la padecían y sufrían esta enfermedad.

Un día, el Dr. Jonas Salk apareció con una vacuna que desde entonces ha erradicado casi totalmente la polio de la faz de la tierra. Que yo sepa, sólo se conoce un caso en Estados Unidos desde finales de la década de 1970. Fue una buena noticia, porque la polio era una enfermedad devastadora que afectaba a millones de personas en todo el mundo, al igual que la psoriasis y el eczema. La principal diferencia es que la poliomielitis puede ser mortal, pero ni la psoriasis ni el eczema lo son. Todos los que trataban a pacientes con esta enfermedad y suministraban medicamentos para tratarla se quedaban sin trabajo de repente, al cabo de unos 20 años. Eso no ocurrirá con la psoriasis y el eczema. Harán todo lo posible por mantener apaciguada a la base de pacientes, usted y yo, con tratamientos que funcionarán durante un tiempo y que sólo tratarán los síntomas externos, no la causa. Lo último que quiere cualquiera de ellos es perder a alguno de sus clientes habituales que pagan bien (oops, quiero decir pacientes). Los dermatólogos no ganan dinero eliminando bultos y protuberancias. Una vez que desaparecen, también desaparecen los pacientes. Eso no ocurre con nosotros. En realidad, no somos más que los conejillos de indias que necesitan para seguir probando cosas nuevas. No tienen ninguna motivación para encontrar una cura para nosotros. El verdadero dinero está en tratar los síntomas. Somos nosotros los que acabamos sufriendo por la falta de motivación para encontrar algo que realmente ayude. En realidad, tiene un poco de sentido cuando se piensa en ello, pero, seguro que realmente no ayuda a ninguno de nosotros. Hay que seguir acudiendo a ellos para encontrar alguna solución, o, al menos, para mantener un mejor estado. Y luego, estamos aquellos de nosotros que parecen gravitar a los grupos de apoyo de Internet para encontrar ayuda con suerte. Escribiré más sobre esto más adelante. No tiene otro lugar donde ir, y por eso está atrapado en esta espiral. Pero, ¡ya no!

# 3

## *Lo bueno*

Bien, vayamos a lo que utilizo y por qué me han dicho que funciona.

Como he dicho antes, me dijeron que debía empezar a tomar zinc. Las tabletas de suplemento de zinc que se pueden tomar fácilmente en cualquier farmacia, tienda de alimentos saludables, la mayoría de los supermercados, incluso en algunos grandes almacenes y tiendas de descuento. Sin embargo, tienen sus inconvenientes y deficiencias. Es por eso por lo que Psorclear fue formulado, específicamente para eliminar lo que yo había encontrado como esos inconvenientes y deficiencias de tomar tabletas comunes de zinc. En el próximo capítulo, le contaré exactamente cómo empecé a tomarlo, la cantidad de lo que ahora es Psorclear I que tomé y, hoy en día, sigo tomando actualmente. Describiré cómo mi piel se volvió, en su mayor parte, sana, así como los resultados que vi al volverme sano. También, le diré sobre la formulación de Psorclear y por qué fue formulado de la manera que es. Sí, incluso cuál es el efecto secundario que he encontrado y qué hago para combatirlo. No es nada grave. Por último, lo que he descubierto que son las principales causas individuales de los brotes, aunque sólo confirma lo que muchos de nosotros siempre hemos sospechado.

Sigo teniéndolas, pero ahora son casi insignificantes y soy la única que se da cuenta. A los demás sólo les parecen una pequeña erupción cutánea o una imperfección, si es que las notan. He encontrado causas específicas para los brotes que he tenido, lo que me ha ayudado a minimizarlos enormemente. Nunca supe realmente las causas específicas de los brotes, probablemente como tú, pero la forma en que los otros medicamentos funcionaban y luego no. Intentas averiguarlo una y otra vez, pero haga lo que haga debido a todos los medicamentos diferentes que pruebe, siempre hay algo que parece provocar un brote y, más pronto que tarde, empieza a preguntarse si alguna vez serás capaz de determinar la causa. Algunas personas descubren qué causa la reacción, pero como bien sabe, es diferente para cada persona. Nunca en mi vida he seguido ningún otro tratamiento que haya sido tan eficaz durante tanto tiempo, aparte de Psorclear. Hace ya unos treinta años. El tiempo suficiente para descubrir las causas y los efectos relacionados con mis brotes. Lo que realmente he podido hacer es corroborar algunas de las teorías que existen y cuestionar aún más algunas de las otras. También he sido capaz de dar sentido a algunas de las cosas que he oído y leído, y probablemente, como usted, he encontrado muchas de las cosas totalmente sin sentido.

Psorclear es el único tratamiento que utilizo y no es una cura. Quizá algún día la haya. Todo lo que podemos hacer es esperar. Lo que he descubierto es que, lo que ahora es Psorclear, es el tratamiento para la psoriasis más eficaz, más fácil, menos costoso y, con diferencia, el más seguro que he utilizado nunca.

Durante el resto de este capítulo, le contaré lo que me dijeron sobre la razón de tomar zinc, que es lo que tomé en forma de pastillas al principio. Probablemente tendrá tanto sentido para usted, como lo tuvo para mí. Hay muy pocos estudios publicados y, curiosamente, no hay estudios publicados en los EE. UU., al menos no que yo sepa, aparte de una oscura reimpresión de un estudio que fue publicado en el Indian Journal of Dermatology que fue reimpreso en línea, por el departamento de Dermatología de la Universidad de California. Este estudio corroboró los efectos de tomar zinc y sus efectos relacionados sobre la psoriasis, incluyendo algunos de los que se encuentran en este libro. Supongo que, si hubiera más informes publicados como el del médico indio que escribió el informe, todos lo habríamos estado tomando hace tiempo y habríamos enviado tarjetas de "Espero que te vaya bien" a nuestros dermatólogos, en lugar de cheques. No he vuelto a ver a mi dermatólogo desde unos meses después de sanarme, sólo para enseñármelo, y no he vuelto a ver a ningún otro dermatólogo desde entonces. De eso hace ya más de 30 años. Lo que me había dicho mi amiga era una observación y una teoría que parece ser, al menos por mi experiencia, muy cierta.

La razón por la que me dijeron que el zinc mejoraría la piel es que es uno de los minerales más importantes del organismo y es necesario para el desarrollo, crecimiento y regeneración normales de la piel. También es necesario para que el sistema inmunitario funcione correctamente. Es el segundo oligoelemento más importante que se encuentra en el organismo. El zinc es necesario para ayudar al sistema inmune del cuerpo y para mantener un metabolismo adecuado. También es necesario para ayudar a cicatrizar heridas y para los sentidos del olfato y el gusto. Hmmm. Es casi de conocimiento común en la comunidad médica. De todos modos, tenía sentido para mí en ese momento y todavía lo tiene hoy.

El zinc es el segundo oligoelemento más importante del organismo, sólo superado por el hierro. Lo que es un poco inusual sobre el zinc es que, a diferencia de la mayoría de los otros minerales que necesita el cuerpo, el zinc no se almacena en nuestro cuerpo. La mayoría de los demás minerales, si no todos, sí lo hacen. Esto significa que debemos asegurarnos constantemente de que ingerimos la cantidad adecuada de zinc para que nuestro organismo funcione de forma óptima y para mantener una piel normal. Hmmm, otra vez. Me parece lógico.

Una cosa muy interesante que encontré fue que las glándulas suprarrenales en su cuerpo normalmente producen cortisona y una de las cosas que ocurren es que la cortisona tenderá a agotar el nivel de zinc en su sistema. Este es también el caso de prácticamente todos los productos biológicos que existen en la actualidad. Cuando se reduce el nivel de zinc en el organismo, cabe suponer que el desarrollo normal de la piel se vuelve bastante anormal. ¿Cómo suena eso? Ahora bien, según lo que me han dicho, lo más probable es que los enfermos de psoriasis tengamos niveles anormalmente bajos de zinc en nuestro organismo. En este momento, estoy totalmente convencido de que así es. También me dijeron que cuando uno está estresado, el cuerpo produce cortisona en mayores cantidades, lo que reduce aún más los niveles de zinc en el organismo. En este punto debo añadir que, que yo sepa, no se han realizado estudios formales que corroboren esta teoría. Estas fueron las observaciones de mi amiga y algo que tenía mucho sentido para mí.

Esta teoría con respecto a los efectos de la cortisona en los niveles de zinc en el cuerpo, que, por mi experiencia, parece ser cierto. Puede explicar por qué los medicamentos tópicos derivados de la cortisona funcionan durante algún tiempo, pero luego dejan de funcionar por completo y provocan brotes que pueden ser peores que la enfermedad original. Estos esteroides tópicos tratan el síntoma, pero, al mismo tiempo, pueden reducir aún más los niveles de zinc en su sistema durante un cierto período de tiempo. Esto se debe principalmente a lo que se conoce como absorción transdérmica, en la que el cuerpo absorbe la cortisona de un tratamiento concreto. Yo era una de esas personas de , como muchos de ustedes, utilizaba diferentes tópicos al mismo tiempo, con la esperanza de aumentar de algún modo las posibilidades de encontrar algo que me funcionara. Por desgracia, no hizo más que aumentar mi sufrimiento.

Los biológicos suprimen el sistema inmunitario y aumentan el riesgo de contraer determinadas infecciones. Las personas que toman biológicos tienen más probabilidades de contraer infecciones, como infecciones de las vías respiratorias superiores, neumonía, infecciones del tracto urinario e infecciones cutáneas, entre otras infecciones oportunistas. Dado que los biológicos modifican el funcionamiento del sistema inmunitario, también plantean algunos riesgos graves para la salud periférica. Es probable que esta sea la razón por la que quienes optan por los biológicos cambian a menudo de uno a otro, y así sucesivamente, y continúan en un proceso interminable sin resultados sustanciales duraderos. He oído en algunos de los grupos de apoyo de Internet que algunos incluso utilizan diferentes tipos de medicamentos al mismo tiempo, como yo solía hacer. Puede que piense que no tiene ningún sentido, aparte de que como todos estamos tan desesperados por encontrar algo que funcione, probaremos casi cualquier cosa. Algunas personas que toman biológicos pueden tener un mayor riesgo de contraer enfermedades como la tuberculosis y la hepatitis. Otros pueden tener un mayor riesgo de padecer ciertos tipos de cáncer.

De acuerdo, la cortisona reprime los niveles de zinc en el organismo y los biológicos suprimen el sistema inmunitario. En general se reconoce que la psoriasis es un problema autoinmune. ¿Por qué iba alguien a recetar algo que reduce el mineral que se sabe que es necesario para la piel normal y recetar algo que suprime el sistema inmunitario? Para mí no tiene ningún sentido. En retrospectiva, lo que hace es explicar en cierto modo por qué tienden a funcionar sólo durante un tiempo. ¿Qué contienen estos medicamentos que se supone que nos ayudan? Ahora, como he dicho antes, no soy médico, ni tengo ninguna formación médica, pero, después de haber vivido con esta condición durante más de 50 años y la investigación de esta aflicción durante más de la mitad de mi vida, estas preguntas acerca de los esteroides tópicos y biológicos son preguntas que nunca he sido capaz de responder plenamente. Sólo he sido capaz de desarrollar, lo que yo consideraría, teorías muy sólidas sobre lo que funciona, lo que no, y probablemente por qué no funcionan.

Estos medicamentos recetados parecen similares a un líquido limpiador utilizado para eliminar manchas. Debe tener mucho cuidado de utilizar la cantidad correcta. Si se presta demasiada atención a la mancha y se utiliza una cantidad excesiva, lo más probable es que se elimine la mancha, solo para descubrir más tarde que el tejido manchado está ahora aún más dañado que antes.

Se han realizado varios estudios, por parte de diversos grupos, en referencia a los efectos del zinc sobre el sistema. Ninguno de ellos ha llegado a conclusiones definitivas y, al parecer, a menudo discrepan en algunas de sus observaciones. Ninguna de las conclusiones de ninguno de estos informes, que yo haya encontrado, ha determinado ningún efecto secundario físico definitivo de grandes cantidades de zinc en el sistema, sólo malestar digestivo y posible diarrea. Esos posibles efectos secundarios no son ni remotamente cercanos a los efectos secundarios conocidos de los medicamentos recetados que hemos estado tomando.

Menciono esto porque la cantidad de zinc que hay en la que ahora es Psorclear, que tomo cada día, está muy por encima de lo que se conoce como la "cantidad diaria recomendada" para el individuo medio. Lo que me parece, al menos a mí, muy extraño es que esta "cantidad diaria recomendada" no parece tener en cuenta el peso corporal y los diferentes metabolismos corporales, relacionados con los diferentes pesos corporales. Soy lo que yo consideraría de tamaño medio para un hombre (1,90 m / 90 kg) y mi supuesta dosis recomendada es la misma que la de alguien que pesa menos de la mitad que yo.

Los efectos secundarios que se describen en estos estudios sobre el zinc utilizan la palabra "tóxico". Esa terminología, en sí misma, es incorrecta. Lo que se denomina tóxico, cuando se refiere a los compuestos de zinc/ ion que se formulan como suplementos minerales dietéticos, es incorrecto y en realidad es una falacia y no es tóxico en absoluto. Algo físicamente tóxico es venenoso y puede matarle. Los únicos efectos de un compuesto dietético de zinc, como Psorclear, son molestias digestivas y posible diarrea, que yo definitivamente no llamaría un efecto físicamente tóxico. Simplemente agravará su tracto digestivo, lo que podría ocurrir debido a la ingesta de cantidades excesivas de zinc. Psorclear, como verá más adelante, ha sido formulado para ayudar a reducir y/o eliminar esos posibles efectos secundarios.

Es importante tener en cuenta que la intoxicación por cinc o, la verdadera toxicidad, procede de la ingestión o inhalación de aleaciones o compuestos (como el cloruro de cinc o el ditiofosfato de cinc) utilizados para el revestimiento con cinc o aditivos de artículos como el aceite. Algo tóxico puede matarle, como el metotrexato. Lo que hace realmente el metotrexato y por qué se utiliza para la quimioterapia del cáncer y para tratar la psoriasis, como ya he dicho en el capítulo anterior, es que inhibe drásticamente la reproducción de las células de reproducción rápida. Sin embargo, no es discriminatorio y ataca a todas las células de reproducción rápida del organismo. También se sabe que el metotrexato, tanto en comprimidos como inyectado, tiene importantes e f e c t o s  s e c u n d a r i o s  d e s a g r a d a b l e s  y potencialmente peligrosos, al igual que la mayoría de los demás medicamentos de venta con receta disponibles en la actualidad.

Mi motivo para arrojar luz sobre este asunto puede no ser relevante por ninguna otra razón que la de sugerir que nadie parece saber qué hacen realmente las vitaminas y los minerales para qué, o eso parece. Pregúntele a un médico y la mayoría dirá que no hacen gran cosa. Pregúntele a un médico homeópata o a un nutricionista y le dirá que tienen que ver con todo. Para dar crédito a quien lo merece, hay algunas vitaminas y minerales que se sabe que tienen efectos específicos en el cuerpo, pero no se sabe nada del todo. Nadie parece haber dedicado mucho tiempo a estudiar todos los efectos de grandes cantidades de vitaminas y minerales en el organismo. Por el contrario, es mucho más fácil ir a una tienda y encontrar mega dosis de comprimidos multivitamínicos que encontrar medias dosis. Se me ha demostrado, al menos a través de mi experiencia como paciente de psoriasis, que el nivel de zinc en el cuerpo marca una gran diferencia, basándome en lo que he visto que le ocurre a mi piel. Como ya he mencionado antes, existe la posibilidad de que el nivel de zinc de una persona con psoriasis esté agotado, para empezar. Si a esto le añadimos los cambios en el peso corporal y el metabolismo, así como el estrés, que pueden reducir aún más los niveles de zinc, es posible que se explique por qué la psoriasis aparece en distintos momentos de la vida.

Una cosa que he descubierto desde que tomo lo que ahora es Psorclear, es que algunos de los tópicos que son únicamente para reducir la descamación funcionan bastante bien, y los resultados son mucho más prolongados. De vez en cuando utilizo un tópico. La cantidad que utilizo es ínfima, en comparación con lo que solía utilizar, antaño. Para que se haga una idea de la cantidad que uso ahora, tengo un tubo de 15gr. de gel de fluocinonida al .05% que compré en 2008, hace 13 años, y todavía me queda la mitad del tubo. Sin duda caducó hace mucho tiempo, pero, lo sigo teniendo cerca como mi manta de seguridad y no lo he necesitado en absoluto desde hace mucho tiempo. Hubo un tiempo en que usaba un tubo de 120gr. en una semana. No puedo expresar lo feliz que estoy ahora. La cantidad de tiempo que solía gastar, en el día a día, sólo para apenas pasar el día en comparación con lo que hago hoy, en todo caso, fue y es literalmente un cambio de vida.

Ahora, supongo que se estará preguntando por qué sigo usando medicamentos tópicos si esto funciona tan bien. Es muy sencillo. Psorclear sigue siendo sólo un tratamiento que utilizo, aunque es el más eficaz que he usado nunca. Sin embargo, como explicaré con más detalle más adelante, la zona de mi cuerpo que siempre ha sido más difícil de controlar ha sido el cuero cabelludo. Mientras que el efecto en mi cuerpo, brazos, piernas y uñas ha sido asombroso desde que empecé a tomarlo, la psoriasis de mi cuero cabelludo ha mejorado mucho, pero sigue existiendo por muy leve que sea. Sin embargo, me sigue resultando muy útil utilizar únicamente champús con ácido salicílico y no con alquitrán de hulla. Lo utilizo para ayudar a eliminar cualquier enrojecimiento en el nacimiento del pelo y cualquier pequeña mancha que pueda aparecer en el cuero cabelludo. Es el único tipo de champú que utilizo.

Ésta es sólo mi opinión. Teniendo en cuenta cómo me ha funcionado Psorclear, parece lógico que este tratamiento también pueda tener un efecto positivo en la artritis psoriásica. Dado que no padezco esta enfermedad, se trata sólo de una suposición por mi parte. Las personas que padecen artritis psoriásica me han dicho que Psorclear ayuda a aliviar el dolor y el movimiento. Eso también tiene mucho sentido, sobre todo porque se ha demostrado clínicamente en estudios que quienes padecen las diversas formas de artritis, incluida la artritis psoriásica, tienen una deficiencia importante de suero de zinc. En general, en mi experiencia de escuchar a otros que han utilizado Psorclear, la retroalimentación ha sido increíble y espero que mis palabras sean lo suficientemente alentador para que usted le dé una oportunidad.

Lo interesante es que muchos de ustedes acudirán a los reumatólogos para recibir tratamientos que suelen ser caros, de nuevo sin resultados duraderos. Al igual que ocurre con los dermatólogos que padecen psoriasis y saben lo que es enfermarse de ella, en la actualidad hay unos 4.997

reumatólogos en activo en los Estados Unidos. De ellos, sólo unos 100 padecen psoriasis. De ese número, sólo unos 20 padecen probablemente artritis psoriásica, según las probabilidades y cifras conocidas. De acuerdo, de nuevo nos encontramos ante una situación en la que nosotros (gracias a Dios, no yo) estamos siendo tratados por alguien que acaba de estudiar, observar y practicar con aquellos de nosotros que estamos dispuestos a ser sus conejillos de indias. No es de extrañar que estemos tan confundidos sobre lo que está bien, lo que está mal y, lo que es más importante, lo que realmente funciona. Los enfermos de psoriasis siempre estamos desesperados por probar cualquier cosa que nos ayude a ser normales como los demás. Vamos continuamente de médico en médico, con la esperanza de encontrar algo o a alguien que pueda ayudarnos de verdad. Todo lo que obtenemos son productos y tratamientos recetados por médicos y empresas que pueden o no tener en cuenta nuestros intereses.

He escrito este libro para contarte todo lo que pueda sobre mi viaje, lo que descubrí y cómo nada funcionó para mí, hasta que algo lo hizo. Ese algo es ahora Psorclear™.

# 4

## *Más cosas buenas*

Esto es lo que hice para controlar mi psoriasis y sigo haciéndolo hasta el día de hoy.

Al principio del libro les conté que ahora tomo Psorclear, que no es más que el nombre comercial de un compuesto común de zinc y cobre que se ha formulado especialmente para el tratamiento eficaz de la psoriasis y el eczema, así como otras afecciones cutáneas relacionadas. Al principio, empecé a tomar pastillas de zinc normales, un mineral que se encuentra fácilmente sin receta médica. Se puede comprar en distintas cantidades, normalmente de 50 a 250 comprimidos por frasco. Cada comprimido tiene una dosis de 50 o 100 mg. (miligramos), así que empecé a tomar los de 100 mg. Un comprimido de 50 mg es supuestamente el 333% de la cantidad diaria recomendada de zinc para una persona normal. Una vez más, no hay ningún ajuste en la cantidad diaria recomendada en función del peso de una persona, lo que parece un poco extraño. Me parece un caso de talla única y eso no es cierto.

Durante mi peor caso de psoriasis, tomaba dos comprimidos al día, lo que creía que equivalía a 200 mg de zinc al día. Funcionó, pero sólo ligeramente. Decidí aumentar la dosis a cuatro comprimidos al día. Eso resultó funcionar mejor para mi peso, 200 libras en ese momento. Era un comprimido cada 50 libras de peso corporal. Para los que utilizan el sistema métrico, equivale a un comprimido por cada 23 kg de peso corporal. En mi investigación, descubrí que un comprimido de 100 mg. de zinc contenía un 23% de zinc elemental. Debido a las graves molestias estomacales que me producían estos comprimidos, tuve que dividir la dosis. Tomaba dos comprimidos por la mañana y dos por la noche antes de acostarme. En aquel momento, no tenía conocimientos sobre el zinc, pero aprendí y aprendí mucho. Nunca aumenté la dosis de 4 al día para ver si la psoriasis desaparecía rápidamente. Estaba tan satisfecho con el efecto de la cantidad que tomaba que no sentí la necesidad ni el deseo de hacerlo. Pensé que lo que tomaba era suficiente y no creo que mi estómago pudiera soportar más. Hace unos 30 años, llegué al punto en que mi piel estaba casi completamente sana, alrededor de un 99%. Ni que decir tiene que en aquel momento no sentí la necesidad de experimentar con dosis mayores. Desde entonces he tenido, casi totalmente, la piel sana sin que me haya vuelto a salir casi nada, salvo alguna pequeña mancha irreconocible en alguna ocasión.

Empecé tomando 200 mg (dos comprimidos de 100 mg.) al día, basándome en lo que me había sugerido mi amiga y eso es exactamente lo que hice. Descubrí, después de las dos primeras semanas, que el picor infernal que me había atormentado durante años empezó a remitir ligeramente. Eso en sí mismo fue un regalo de Dios. Solía decir a la gente que me preguntaba cómo era el picor, que era como si estuvieras corriendo desnudo por la selva amazónica, 15 minutos después de que hubiera dejado de llover y hubieran salido los mosquitos.

Entonces aumenté la dosis para ver si funcionaba mejor. Empecé a tomar 200 mg cada mañana y 200 mg cada noche, y efectivamente funcionó mejor, como había sospechado. Esto aceleró los efectos y, en las dos semanas siguientes, noté que el calor generado en las lesiones empezó a disminuir de forma constante. Las semanas siguientes, el enrojecimiento empezó a desaparecer gradualmente, al tiempo que las escamas disminuían en las manchas más pequeñas de mi cuerpo. Las semanas siguientes, el enrojecimiento empezó a desaparecer gradualmente, al tiempo que las escamas disminuían en las manchas más pequeñas de mi cuerpo. El horrible picor casi había desaparecido. Las escamas de las zonas más grandes, y la mayoría de las zonas eran muy grandes, se hicieron cada vez más ligeras. Las pequeñas manchas rojas y las escamas fueron desapareciendo gradualmente al final del primer mes. Ahora notaba que las pequeñas manchas y parches desaparecían casi a diario.

Al tercer mes, casi todo el enrojecimiento y las escamas habían desaparecido. Todavía había algunas zonas de mi cuerpo que estaban y siguen estando afectadas. Sin embargo, yo era el único que sabía que esas manchas seguían existiendo. Los pequeños brotes que se producían, al menos en mi caso, estaban directamente relacionados con determinadas actividades, que explicaré más adelante. En el invierno frío y seco de Chicago, donde vivo, los brotes son más frecuentes. Sin embargo, ahora no son perceptibles para el común de la gente más que como una erupción leve o una mancha cutánea normal.

Al final del tercer mes, mis uñas también empezaron a volver a la normalidad. Incluso empezaron a desaparecer las picaduras. Hoy en día, todas las picaduras han desaparecido y no han vuelto a aparecer. Siempre me había avergonzado de las uñas de las manos y los pies porque no podía ocultarlas y la deformación era grotesca. Una vez, durante un crucero, mi mujer de entonces insistió en que me hiciera la manicura. Nunca me la había hecho y ella pensó que podría ayudarme. Su intención no era más que otra de esas sugerencias de tratamientos considerados, pero sin sentido. Bueno, después de trabajar en mis uñas durante bastante tiempo, la manicurista simplemente me miró y dijo: "Lo siento, no hay nada que pueda hacer". Así de mal estuvieron durante todos esos años. Ahora, nadie se fija en ellas porque son normales.

Nunca pensé que sería capaz de dejar de aspirar la cama todos los días, que es lo que tuve que hacer durante tantos años. Apenas recordaba un día en que no tuviera que hacerlo. Me mudé a un piso nuevo unos dos años después de tomar las pastillas de zinc y, hasta hoy, no he podido encontrar mi aspirador. No lo he echado de menos, ni lo he necesitado para nada.

La psoriasis de mi cuero cabelludo ha disminuido hasta el punto de que sólo quedan pequeñas manchas muy raras que aparecen de vez en cuando. No he tenido tanto éxito con el cuero cabelludo como con el resto del cuerpo. Sospecho que es la misma razón por la que la psoriasis y el eccema del cuero cabelludo son los más difíciles de controlar. La parte superior del cráneo solo está cubierta de piel y no hay tejido muscular. No hay grandes vasos sanguíneos en la piel, sólo pequeños capilares. El flujo sanguíneo normal del resto del cuerpo no existe en el cuero cabelludo. Esto no sólo hace que la piel sea más propensa a sufrir psoriasis o eczema, sino que también dificulta la llegada de la cantidad adecuada de minerales necesarios para el crecimiento y la regeneración normales de la piel. Sin embargo, la psoriasis de mi cuero cabelludo ha mejorado mucho con respecto a años atrás. Al igual que en otras partes del cuerpo, ahora sólo yo sé que tengo psoriasis, y ya no parece que tenga una cantidad ingente de caspa. Me ha desaparecido por completo de los hombros. Ahora sentía el cuero cabelludo como si tuviera un casco pegado a la cabeza.

Las escamas son ahora increíblemente menores, en comparación, y prácticamente han desaparecido. El picor del cuero cabelludo ha cesado por completo y prácticamente no hay descamación. Antes era tan grave que no podía llevar ropa de colores oscuros por la excesiva descamación. Ahora no es así, ya que incluso puedo llevar camisas negras.

De hecho, había llegado al punto de perder bastante pelo e incluso empecé a desarrollar una calva a causa de ello. Ahora, en su mayor parte (tengo 72 años), me ha vuelto todo el pelo, excepto el que suelen perder la mayoría de los viejos. Más adelante explicaré lo que hago con el cuero cabelludo y los otros puntos que han brotado ligeramente, de vez en cuando, así como por qué estos pequeños brotes son más frecuentes en esa parte de mi cuerpo.

Ahora tomo una dosis de mantenimiento de lo que se ha dado en llamar Psorclear, la mitad de lo que solía tomar cuando empecé a luchar contra esto. Tomo dos cápsulas al día, normalmente a primera hora de la mañana. Sin embargo, soy un humano y a veces me olvido, sobre todo los fines de semana. Cuando me salto varios días, normalmente varios días seguidos, es cuando noto pequeños brotes. Una vez que vuelvo a la dosis normal que tomo, esos brotes desaparecen. Cuando me olvido, no duplico la dosis la siguiente vez, así que no sé si hacerlo tendría algún efecto en minimizar los pequeños brotes ocasionales. Una vez más, los brotes son tan leves que no me molestan en absoluto, así que personalmente nunca me he planteado la necesidad de ver si eso ayudaría. Por suerte, desde entonces he estado casi totalmente limpio y sano y sigo estándolo desde hace casi 30 años.

Dejé de tomar las pastillas de zinc que tomaba entonces, cuando se me curó la psoriasis. Lo hice a propósito. Quería averiguar dos cosas:

1) Si pudiera parar y la psoriasis no volviera nunca más y,

2) Para saber si volvía, si volvía peor que antes, como siempre pasaba con los otros medicamentos.

Lo que descubrí fue que volvía, aunque tardaba más que antes y, cuando lo hacía, no era tan grave como antes. Una vez que empecé a tomar las pastillas de nuevo, desapareció más rápido que antes. Sospecho que si dejo de tomarlas demasiado pronto y dejo que el enrojecimiento y la descamación vuelvan a ser como antes, probablemente tendré que empezar de nuevo. Probablemente tardaría el mismo tiempo que al principio en volver a estar bajo control.

También reduje la dosis una vez, justo después de que la psoriasis se hubiera curado, para ver si una dosis menor mantendría el efecto curativo. No fue así. Al cabo de un tiempo, empezó a reaparecer lentamente. Volví a tomar la dosis de zinc que había estado tomando regularmente.

Pero, de nuevo, como antes, desapareció a un ritmo más rápido. En ese momento, pensé que debía seguir tomando la cantidad que había estado tomando durante algún tiempo después de que mi piel estuviera limpia. Seguí tomándolo con regularidad durante los cinco años siguientes antes de volver a reducirlo a una dosis de mantenimiento más baja. Como estaba tan satisfecho con los resultados, no seguí experimentando para ver si podía pasar antes a una dosis de mantenimiento. Puede que sea posible, pero no quería dar otro paso atrás para averiguarlo. Fue por aquel entonces cuando me puse en contacto con un fabricante para ver si formulaba Psorclear. Era, de lejos, mucho mejor para mi estómago y funcionaba y sigue haciéndolo hasta el día de hoy. Hoy en día tomo dos cápsulas al día y seguiré haciéndolo, hasta que alguien encuentre por fin una cura permanente. No tengo demasiadas esperanzas y le recomiendo que hagas lo mismo.

Ahora que les he contado lo que hice, lo que sigo haciendo y cómo ha afectado positivamente a mi psoriasis, tengo que dedicar un momento a hablarles del único efecto

Secundario que he encontrado y lo que hago para combatirlo. En realidad, sólo he encontrado un efecto adverso durante el periodo de tiempo en el que he estado tomando las pastillas de zinc comunes y tiene que ver más con cómo las tomaba y cuándo. Ese efecto secundario no se produjo ni una sola vez, cuando empecé a tomar el Psorclear de nueva formulación. Lo considero un efecto secundario prácticamente inexistente si lo comparo con los efectos secundarios potencialmente muy graves que se sabe que pueden producirse con algunos de los otros medicamentos que he utilizado en el pasado.

El único efecto secundario adverso de tomar grandes dosis de comprimidos de zinc que descubrí, fue que, cuando los tomaba con el estómago vacío, me lo revolvía seriamente. Por desgracia, soy de las que no les gusta comer a primera hora de la mañana o a última hora de la noche, así que viví con ello la mayor parte del tiempo. Siempre me pasaba cuando las tomaba con el estómago vacío y no sabía muy bien por qué. Había veces que vomitaba casi de inmediato. Como soy una cabezota, pensé que, como acababa de vomitar, no me quedaba nada, así que volvía a tomarlas. Estaba decidido a averiguar si funcionara, aunque tuviera que soportar los efectos secundarios.

Como descubrirás más adelante, al final averigüé por qué ocurría. Me las arreglaba cuando ocurría. En aquella época, descubrí que tomar los comprimidos de zinc con comida me ayudaba a aliviar el malestar estomacal. Sin embargo, incluso el efecto molesto no era ni de lejos tan grave como el efecto nauseabundo que me producían los psoralenos o algunas de las otras prescripciones orales.

A veces tenía que comer algo por la mañana y, cuando lo hacía, la sensación de malestar remitía. Cuando tomaba comprimidos de zinc y luchaba contra esta enfermedad, a veces el estómago no me dejaba dormir. Entonces tomaba los comprimidos antes de acostarme con el estómago vacío. Descubrí que, cuando las tomaba por la noche, si comía, aunque sólo fuera un poco de helado o yogur antes de acostarme, tenía el mismo efecto calmante y la sensación remitía.

Una vez formulado Psorclear, tomaba cuatro cápsulas al día y podía tomarlas todas de una vez. Sólo en muy raras ocasiones, me causaba una sensación incómoda pero, y subrayo esto, sólo con el estómago vacío. Lo que comía eliminaba el efecto secundario.

Antes de dejar este capítulo, hay otro efecto secundario (uno bueno) que he notado desde que tomo las pastillas de zinc y ahora lo que es Psorclear. Parece que ahora no tengo resfriados comunes. ¡No he tenido uno en años! Es curioso, ¿eh?

# 5

# *La historia de Psorclear*

Cuando utilizaba comprimidos de zinc normales, algunos me hacían sentir muy mal y otros no. Realmente no supe qué causaba esto hasta que empecé a leer sus etiquetas para ver cuáles eran los "ingredientes inactivos" que se utilizaban como relleno para hacer estas pastillas. Eran diferentes para cada fabricante. Algunos incluso contenían sustancias conocidas como alérgenos, que pueden provocar reacciones alérgicas en algunas personas. Gracias a Dios, yo no soy alérgico, pero me solidarizo con los que sí lo son. Tener psoriasis ya es bastante malo para mí. Fue entonces cuando me di cuenta de que no era necesariamente el zinc lo que me ponía enfermo. Era lo que se utiliza como relleno.

Entonces empecé a investigar en qué consistían los compuestos de zinc/ ion que se utilizaban para crear las pastillas. Hay gluconato de zinc, picolinato de zinc, sulfato de zinc y varios otros compuestos que normalmente no se utilizan para crear un suplemento dietético de zinc. El sulfato de zinc no funcionó en absoluto y descubrí que esto se afirmaba en varios estudios. El gluconato de zinc fue el que mejor me funcionó.

Tuve que tomar bastante para que funcionara y descubrí, investigando, que en un comprimido de 100 mg. tanto de gluconato de zinc como de picolinato de zinc, sólo había alrededor de un 23-24% de zinc elemental. En algunos había incluso menos, aproximadamente la mitad de esa cantidad. El resto eran los agentes aglutinantes utilizados para formar el compuesto, por no mencionar los rellenos utilizados para formar los comprimidos. Eso me lo explicaba todo. Me di cuenta de que, puesto que, cada comprimido sólo contenía unos 23-24 mg. de zinc elemental, supuse que si me formulaban un compuesto con unos 25 mg. de zinc elemental y le añadían un relleno no alergénico, no me pondría enfermo. Sería sustancialmente beneficioso para reducir los malos efectos secundarios que había experimentado tomando la cantidad de comprimidos de zinc que necesitaba tomar para conseguir algún resultado significativo. Estaba formulado únicamente con celulosa vegetal como relleno y ¡funcionó! El efecto secundario adverso que era habitual desapareció.

Como ya se ha mencionado, existen estudios publicados sobre las cantidades excesivas de zinc que son, así llamadas, tóxicas. Algunos de esos estudios afirman que 250 mg. al día es la ingesta máxima recomendada. Otros dicen que 300 mg. y algunos incluso dicen que hasta 1.000 mg. al día es aceptable. La FDA afirma que las necesidades diarias recomendadas son de 15 mg. Parece que nadie lo sabe con certeza o, al menos, no existe un acuerdo común. Una vez más, la FDA no realiza ningún ajuste en esta recomendación en función del tamaño corporal.

Como ya he dicho, Psorclear™ no es más que un nombre comercial para un compuesto de zinc/ ion que ha sido especialmente formulado y es soluble en agua. Lo que esto significa es que cualquier cantidad de zinc que usted tome y que su cuerpo no necesite es expulsada de su cuerpo. Si este es el caso, y creo por mis investigaciones que lo es, entonces la posibilidad de toxicidad del zinc con relación a los suplementos minerales parece, al menos para mí, una falacia total. Por alguna extraña razón, nunca se han realizado muchos estudios detallados sobre lo que ocurre exactamente cuando se toman lo que se consideran cantidades excesivas de zinc, excepto los conocidos efectos secundarios digestivos. Sólo existen esas advertencias de "toxicidad" que parecen carecer de validez. Los únicos estudios que he encontrado relacionados con algún beneficio sustancial de tomar, lo que se considera, grandes cantidades de zinc son los estudios extranjeros que he encontrado, relacionados con la psoriasis y otras afecciones de la piel.

Para mí no tiene sentido llamar tóxico al malestar digestivo. Simplemente es muy incómodo. Muchos de esos estudios parecen confundir los diferentes tipos de compuestos de zinc, siendo probablemente la razón para utilizar el término tóxico. Algunos definitivamente son tóxicos, pero, esos no son los compuestos de zinc/iones utilizados para formular suplementos dietéticos. Tal vez haya una razón monetaria para la falta de tales estudios y el uso intencionado de la palabra "tóxico". Es sólo mi opinión, por si sirve de algo.

Psorclear ha sido formulado para reducir sustancialmente y, en la mayoría de los casos, eliminar totalmente la posibilidad de experimentar cualquiera de los efectos secundarios conocidos de malestar digestivo y posible diarrea. Estoy seguro de que algunos de ustedes seguirán experimentándolos, como yo. Sin embargo, cuando se producen, son mucho más leves y con una frecuencia mucho menor que cuando tomaba comprimidos de zinc normales. Estos efectos secundarios palidecen en comparación con los beneficios que he obtenido en la curación de mi psoriasis.

Psorclear se ha formulado específicamente como un compuesto de zinc/ cobre. La razón de esta combinación es que se sabe que el zinc puede causar el agotamiento del cobre en el cuerpo. El agotamiento del cobre no es algo bueno. Incluso los médicos, a menos que sea un hematólogo, tienen poca o ninguna idea de la importancia crítica esencial que el cobre tiene en el cuerpo. Se utiliza para ayudar a la absorción de otros minerales, como el zinc y el hierro, y también es el nutriente principal de las células sanguíneas del bebé. Su médula ósea fabrica células sanguíneas, pero, para que lleguen a la pubertad y sean útiles para su organismo, necesitan cobre. Sin él, mueren y acaba agotando la sangre que tiene su cuerpo. Las células sanguíneas de su cuerpo mueren constantemente y son sustituidas por otras nuevas. Desgraciadamente, yo mismo lo descubrí por las malas al sufrir una vez una deficiencia de cobre. Fue causada por otros problemas médicos que experimenté, no por tomar demasiado zinc. Fue entonces cuando aprendí para qué sirve el cobre en el organismo. Cuando ingresé por primera vez en el hospital, me hicieron cinco pintas de transfusiones de sangre. Había consumido la mitad de mi sangre y estaba increíblemente débil. Acabé recibiendo transfusiones de cobre con regularidad durante casi un año después de salir del hospital. Al principio dos veces por semana, luego una vez por semana. Por esas razones tan importantes se añadió cobre al compuesto Psorclear.

Psorclear también ha sido formulado para eliminar cualquiera de los rellenos que me habían causado tantas molestias. También se recomienda encarecidamente que Psorclear se tome con alimentos, para ayudar a reducir aún más la posibilidad de que se produzcan esos efectos secundarios no deseados. Psorclear no contiene rellenos alergénicos. El único relleno utilizado es celulosa vegetal. La celulosa vegetal es una fibra vegetal no digerible y nuestro cuerpo necesita fibra vegetal no digerible, que está disponible en algunos de nuestros alimentos. Por eso la gente come copos de salvado y otros alimentos fibrosos. La fibra también es necesaria para que el organismo funcione correctamente y ayude en la digestión.

No contiene alérgenos, trigo ni gluten. Psorclear no contiene ninguno de los otros alérgenos siguientes: levadura, proteína de soja, leche o productos lácteos, maíz, sodio, azúcar, almidón, colorantes artificiales, conservantes, aromatizantes, lactosa, frutos secos o derivados o cafeína. Psorclear se fabrica en los EE. UU., en Oklahoma para ser exactos. Se fabrica utilizando minerales y aditivos aprobados por la FDA. Se fabrica siguiendo las directrices GMP (Buenas Prácticas de Fabricación) establecidas por la FDA.

Psorclear también se ha formulado en forma de cápsula para que pueda partirla y mezclar su contenido con alimentos o bebidas. Esto es para dar cabida a aquellos que tienen dificultad para tragar pastillas duras y también como otra forma de ayudar a eliminar los posibles efectos secundarios. El fabricante ha tomado todas las precauciones para asegurarse de que los efectos secundarios no deseados, si los hubiera, que yo experimentaba con los comprimidos de zinc normales, se han eliminado en la mayor medida posible.

Al ser un suplemento mineral común, Psorclear no interactúa con otros medicamentos o condiciones médicas, como muchos de los medicamentos recetados que están ahí fuera. Cada mala experiencia que tuve con las tabletas de zinc regulares se redujo drásticamente o se eliminó en la formulación de Psorclear. He sobrevivido al cáncer, a un trastorno sanguíneo grave, a un ataque al corazón, a un trastorno estomacal grave y a un derrame cerebral. Tomo diez medicamentos diferentes cada día y Psorclear no ha interferido con ninguno de esos medicamentos, ni ha creado ninguna condición física adversa. Vuelvo a decir que lo sé porque mis médicos me controlan y me hacen pruebas con regularidad desde hace años. Nunca se ha encontrado nada como tal.

Lo primero que notará la mayoría, cuando empiece a tomar Psorclear, es que el picor empezará a disminuir, normalmente en un par de semanas. Pronto, el enrojecimiento y la descamación empezarán a disminuir. Dependiendo de la gravedad de su afección, pueden pasar de 2 a 3 meses antes de que note una mejoría sustancial. Los resultados pueden tardar hasta 4 meses, dependiendo del grado de carencia de zinc y del IMC (índice de masa corporal). Algunas personas obtienen resultados sustanciales antes, por lo general las que padecen casos leves de psoriasis o eczema. Sospecho que, en el caso de la psoriasis, esto se debe a que el nivel de zinc en su cuerpo no se ha agotado hasta el punto de que se necesitaría mucho tiempo para reponerlo.

Como se ha dicho antes, la psoriasis que he utilizado y que parece tener el mayor éxito es una cápsula por cada 50 libras (23 kg.) de peso corporal tomada diariamente. Si usted toma menos, hay una posibilidad muy buena que usted verá poco a ningunos resultados. No es una solución rápida por cualquier tramo de la imaginación. Ni siquiera la mayoría de los medicamentos recetados lo son. No es un medicamento. Es un suplemento mineral que repone los minerales que se ha demostrado clínicamente  son necesarios para la salud de la piel y que son útiles para los enfermos de psoriasis. Se necesita tiempo para que surta efecto, sólo después de que su cuerpo haya acumulado lo suficiente para compensar su deficiencia de minerales.

La mayoría de los que no experimentan alivio al usar Psorclear son aquellos que:

1). No lo toma durante un periodo de tiempo suficientemente largo para ver resultados adecuados.

2). No toma la dosis de una cápsula por cada 50 libras (23 kg.) de peso corporal al día.

3). Dejan de tomarlo en cuanto vean resultados y experimentan que su psoriasis reaparece, lo que ocurrirá.

4). Tienen otras enfermedades preexistentes que pueden agravar su psoriasis y/o inhibir su capacidad de absorber los minerales a un nivel adecuado para experimentar alivio.

Hay mucha gente que parece pensar que Psorclear es un medicamento milagroso. Pues no lo es. Es sólo un suplemento mineral común que funciona.

En el caso de la psoriasis del cuero cabelludo y de las uñas, se tarda mucho más tiempo, y la psoriasis del cuero cabelludo requiere cuidados especiales adicionales para controlarla. La psoriasis del cuero cabelludo y de las uñas son los dos tipos más difíciles de tratar. Psorclear funciona en ambos casos. En el caso de la psoriasis del cuero cabelludo, es muy importante utilizar únicamente champús suaves. Según descubrí experimentando, lo que mejor me funciona son los champús que sólo contienen ácido salicílico, no alquitrán de hulla ni combinaciones de ácido salicílico y alquitrán de hulla. Estos son los que menos irritan y los que más ayudan. La psoriasis, como bien sabes, son llagas abiertas debido a la reproducción increíblemente rápida de la piel. Le recomiendo encarecidamente que no utilice acondicionadores para el cabello. La mayoría de los champús y acondicionadores comerciales, incluidos los champús anticaspa con zinc, irritan la psoriasis, agravan el cuero cabelludo y no ayudan a aliviarla. Aunque se supone que muchos de ellos son buenos para el cabello, pueden ser devastadores para el cuero cabelludo de las personas que padecen psoriasis. Casi todos los champús y acondicionadores del mercado contienen sustancias químicas que agravan notablemente la psoriasis del cuero cabelludo. Cada vez que utilizaba un champú normal, la psoriasis del cuero cabelludo empezaba a reaparecer de forma notable.

La razón principal por la que el cuero cabelludo tarda más en aclararse es que no tiene el flujo sanguíneo que tiene el resto del cuerpo, como he mencionado en el capítulo anterior. Esto se debe a que es sólo una capa de piel sin tejido muscular. En el caso de la psoriasis de las uñas de manos y pies, tardarán algún tiempo en volver a crecer. Lo primero que notará es que las picaduras en las uñas empezarán a desaparecer y que la decoloración de debajo de las uñas volverá a ser normal. A partir de ahí, después de un poco de tiempo, sus uñas volverán a la normalidad, como lo han hecho las mías.

Quizá se pregunte si es seguro para los niños. La respuesta es sí, pero bajo la supervisión de un adulto. Psorclear se presenta en forma de cápsulas y la dosis eficaz, según he comprobado, es de una cápsula por cada 23 kg (50 lb) de peso corporal de una persona. Por esta razón, es relativamente poco práctico dárselo a alguien por debajo de ese peso, como un niño de 6 años. Sería posible vaciar el contenido de la cápsula y tratar de medir una cantidad más pequeña, pero eso sería poco práctico. Sin embargo, se basa en el peso de una persona, no en su edad.

En cuanto a la decoloración de la piel que pueda producirse una vez que desaparezca la descamación y el enrojecimiento, acabará desapareciendo. Sólo se necesita tiempo para que lo que ahora es piel normal se regenere normalmente. Ese tiempo variará sin duda de una persona a otra. En mi caso, tardó aproximadamente un año. En el momento de escribir el folleto inicial, todas las manchas decoloradas que tenía, y eran muchas, habían desaparecido y desde entonces sólo he tenido una piel de aspecto normal. Eso fue hace casi 30 años. Ahora llevo pantalones cortos y camisetas de manga corta en verano casi a diario. Ahora también nado.

En cuanto a que le vuelva a crecer el pelo después de dejar de hurgarse el cuero cabelludo, cosa que acabará haciendo, sí, le volverá a crecer el pelo una vez que desaparezcan el enrojecimiento y las escamas. Esto es así si antes de contraer la psoriasis del cuero cabelludo tuviera una cabellera abundante. Si tiene tendencia a la calvicie, su cabeza volverá a ser lo que era normal para usted y, al igual que con el resto del cuerpo, la decoloración de la piel acabará por desaparecer totalmente.

Ahora te estarás preguntando: si ha funcionado tan bien, ¿por qué ha tardado tanto en salir a la luz? Es una pregunta difícil de responder. Una vez que descubrí que funcionaba tan bien, al final ni siquiera me consideré realmente enfermo de psoriasis. Mi enfermedad se convirtió en algo tan insignificante para mí que dejó de ser un problema. Por aquel entonces, escribí el otro folleto y lo autopubliqué, pero debido a otras responsabilidades laborales que iban en aumento, dejé de publicar el libro. Pensé que, cuando me jubilara, volvería a escribirlo y trataría de publicarlo. Pues bien, nunca me jubilé y sigo sin hacerlo. La gente como yo no lo hace. No sabemos cómo.

Entonces empecé a ver toda la publicidad que salía para todas las "cosas nuevas" que, en su mayor parte, eran iguales a lo que yo usaba y sólo funcionaban durante un tiempo. He visto una historia tras otra en grupos de apoyo de Internet de personas que han probado uno tras otro de los nuevos biológicos, todos sin buenos resultados. Por mucho que no quiera, te daré mi opinión sobre los grupos de apoyo en internet más adelante. Volviendo a estos anuncios. Todos ellos me tienen increíblemente irritado, como probablemente lo han hecho a aquellos de ustedes que, como yo, han sufrido durante incontables años. Todos esos anuncios son para los "novatos", los que acaban de contraer la psoriasis o lo han padecido durante poco tiempo, no durante 20 o 30 años más o menos o más.

Entonces me puse en contacto con la empresa que lo formuló para mí a partir de lo que había en mi folleto original y les pregunté si lo embotellarían y lo pondrían a la venta para el consumo general. La respuesta fue afirmativa y Psorclear™ se convirtió en algo más que mi remedio personal. Eso me motivó finalmente a reescribir este libro y contar mi historia. Estoy incluyendo toda la información que investigué y experimenté después de casi 30 años de estar totalmente sano. Al mismo tiempo, mi historia podría ser de alguna ayuda para promover Psorclear y ayudar a todos los que han esperado alguna ayuda que realmente funcionara.

Como he dicho antes, se ha informado de que Psorclear no funciona para todo el mundo, por lo que he repasado las razones por las que puede que no funcione. A mí me funciona de maravilla desde hace muchísimos años.

Puede que merezca la pena probarlo. Si desea probar Psorclear, ya está disponible en línea en Amazon EE. UU., Amazon Australia, Amazon Singapur, Walmart en línea, eBay, Wish y en el sitio web Psorclear.com. Esperamos que pronto esté en las tiendas. Hay un montón de otra buena información en el sitio web de Psorclear y sólo podría valer la pena comprobarlo. Hay un montón de comentarios reales de aquellos que han encontrado Psorclear que trabaje para ellos, así como respuestas a muchas otras preguntas que usted puede tener, después de leer este libro.

# 6

## *Ahora, lo que no quieres oír*

No sé muy bien por qué esto no ha sido formulado y promovido por la comunidad médica como un medio barato, eficaz y consistente de tratar tanto la psoriasis como el eczema. Sólo puedo especular. Se ha informado en algunos estudios clínicos que el zinc es necesario para su cuerpo y es increíblemente importante para el crecimiento normal de la piel y su regeneración. Esto es de conocimiento común dentro de la comunidad médica, pero no se habla de ello, como he mencionado antes. ¿Es posible que se gane más dinero simplemente tratando los síntomas externos que tratando la causa? La razón por la que esto no se ha formulado y comercializado antes para los enfermos de psoriasis y eczema es tan buena como la mía. Como ya he dicho antes en el libro, han pasado casi 30 años desde la última vez que visité un dermatólogo o a cualquier otro médico por mi psoriasis. ¿Por qué iba a decirme mi dermatólogo que usara algo que podría funcionar y arriesgarme a perder un cliente habitual (perdón, paciente)? Puede que sea una cuestión de no querer "morder la mano que te da de comer", por así decirlo.

Tampoco tiene en cuenta a las empresas farmacéuticas que hacen fortunas vendiendo medicamentos recetados que sólo tratan los síntomas externos, si es que hacen algo y no tratan la causa. Ellos tampoco tienen motivos para morder las manos que les dan de comer.

Que yo sepa, en la actualidad existen más de 224 medicamentos recetados para la psoriasis, todos los cuales solo tratan los síntomas visibles y no la causa. Se presentan en forma de pastillas, pomadas, cremas y medicamentos inyectables. Algunos de los posibles efectos secundarios pueden ser devastadores, llegando incluso a causar la muerte. Probablemente haya miles de cremas y pomadas de venta libre que sólo ayudan a enmascarar el picor y el enrojecimiento y no tratan la causa subyacente. Todos ellos, tanto los de venta libre como los recetados, son temporales en el mejor de los casos. Lo sabemos por lo que todos hemos pasado, yendo de un tratamiento al siguiente y luego al que sigue, sin saber si alguna vez fuera a terminar, siempre con la esperanza de que algún día, hubiera algo que funcionara. Los medicamentos recetados sólo funcionan hasta que el cuerpo desarrolla cierta resistencia a ellos. Cuando lo hace, lo más probable es que se produzcan reagudizaciones peores que cuando empezó a tomar la medicación. Esto ocurre sobre todo con los esteroides tópicos, que provocan el denominado síndrome de abstinencia de esteroides tópicos (TSW, por sus siglas en inglés), en el que el cuerpo absorbe los esteroides que contienen los medicamentos tópicos. Los esteroides tópicos también pueden interactuar con otros tipos, si usa más de uno al mismo tiempo. Esto puede anular su efecto o, a su vez, empeorar aún más la situación que esté tratando en ese momento. No soy un experto, como ya he dicho antes, pero hay un sitio web donde puede leer más sobre el TSW, como sus causas y efectos. Parece que han cubierto el

Síndrome de Abstinencia de Esteroides Tópicos bastante bien. El sitio web es https://Itsan.org.

Lo que me resulta totalmente asombroso y algo inquietante son los porcentajes de éxito de muchos de estos populares medicamentos de prescripción. Se clasifican en función de lo que se denomina "SR", Success Rate, que es un porcentaje de claridad tras 4 meses de tratamiento. El SR de estos nuevos "medicamentos milagrosos" oscila entre el 32 y el 85%. Supongo que consideran que una claridad parcial es suficiente. Tal vez sea suficiente para ellos, pero nosotros queremos ser normales, para poder volver a la vida que conocíamos, la vida que una vez vivimos. Suficiente es con lo que hemos lidiado desde que nos enfermamos de esto y suficiente no es lo que queremos. Una vez más, lo más probable es que estos medicamentos hayan sido desarrollados por personas y grupos que no han experimentado personalmente esta enfermedad y no saben lo desmoralizador que es pensar que simplemente "algo es mejor que nada". Hemos oído esto toda nuestra vida y nunca hemos sentido que llevar una camisa de manga corta con un pantalón largo en un día caluroso fuera un gran consuelo. No hay ni uno solo de nosotros que no hubiera vendido su suela por unos pantalones cortos o, tal vez, incluso por un bañador. Si tenemos psoriasis en las uñas de los pies, ni siquiera podemos llevar un par de sandalias. Yo no hice nada de eso durante más de 20 años, y viví cada día con la esperanza de que algún día funcionara. Esos días ya han pasado para mí, después de que me sugirieran lo que se convirtió en Psorclear.

El coste de la mayoría de los medicamentos con receta disponibles, especialmente los biológicos, es astronómico y sólo es asequible si se tiene un buen seguro o si se tiene derecho a una ayuda por bajos ingresos. En cualquier caso, es muy probable que la aseguradora reduzca el importe del pago o lo suspenda por completo.

Creo que, sin duda, con el tiempo se encontrará una cura y, lo más probable es que la encuentre algún investigador que padezca la enfermedad. ¿Cuándo? Sus conjeturas son tan buenas como las mías. Hay 16 enfermedades que, en su momento, se consideraron incurables. Sin embargo, desde entonces han sido erradicadas a nivel mundial o regional. Es muy posible que algún día la psoriasis y el eczema se unan a este grupo y dejen de atormentarnos durante toda nuestra vida.

Paso ahora a la parte que menos me gusta de este libro y el tema sobre el que, admitámoslo, tengo conocimientos de segunda mano. Mis editores me pidieron que expusiera el aspecto de las redes sociales que supone tener que lidiar con esta enfermedad, pero como ahora me considero prácticamente libre de psoriasis y lo he estado durante tanto tiempo, nunca participé en ninguna conversación con nadie de esos grupos de apoyo. Todo lo que realmente puedo escribir son mis meras observaciones. En raras ocasiones, en el pasado, he creado algunos posts sencillos contando a la gente cómo Psorclear me ayudó a cambiar mi vida. Sin embargo, he dejado de hacerlo. La mayoría de las veces, cuando publicaba algo, las únicas respuestas eran de otras personas que tenían "La Cura". De vez en cuando recibía uno o dos "pulgares arriba", pero nunca ninguna conversación real sobre mis publicaciones.

Sospecho que me pusieron en la misma categoría que los que tenían "La Cura", aunque después de leer tanto de este libro, probablemente se hayan dado cuenta de que no es el caso. Lo que nunca deja de sorprenderme es que, siendo nosotros uno de los grupos de personas más escépticos de la tierra, ¿por qué tantos gravitan hacia esos remedios, tratamientos y supuestas "Curas" "a medias"? Para mí es un caso de ciego guiando a otro ciego y esperando obtener algún consejo valioso de aquellos que realmente no saben. El "Dr. Google" tampoco ayuda mucho. Puedes obtener varias respuestas diferentes a la misma pregunta. Una vez más, se trata de un montón de información contradictoria que es de poca o ninguna ayuda en absoluto. Solo recibe lo que otros creen que debería saber o quieren que sepa. He leído algunas preguntas y respuestas en esos grupos de apoyo que estaban tan fuera de lugar que era casi alucinante. Supongo que, al igual que yo cuando la padecí, siempre estamos buscando algo que por fin funcione, algo que por fin nos saque de nuestra miseria. Por eso encontré a alguien que creara Psorclear, porque a mí me funcionó muy bien. Es cierto que la empresa pública anuncios en las redes sociales, pero no pretenden ser otra cosa que publicidad para promocionar el producto. No se disfraza de consejos personales o médicos, como suele ocurrir en varios sitios de ayuda.

Hay supuestos sitios de apoyo que han sido creados por personas sin otra razón que vender o su filosofía sobre la enfermedad. También promueven la venta de algún otro producto, que lo más probable es que no funcione durante mucho tiempo, si es que funcionara. Parece que la mayoría de este tipo de sitios se crean en países fuera de EE. UU. Uno de mis sitios de ayuda favoritos (lo digo en tono irónico) es "Psoriasis-Eczyma can be cured". Me cuesta entender cómo alguien que ni siquiera sabe deletrear eczema puede tener una cura o, incluso, un tratamiento supuestamente válido para ello. Tal vez sea que soy increíblemente escéptico. Al menos escribieron psoriasis correctamente. Otro de mis favoritos es "Psoriasis Treatment Free for Life". Este parece estar lleno de mensajes diciéndote que te pongas en contacto con ellos. Tal vez sea sólo yo, pero dudo que ofrezcan asesoramiento gratuito o que algo sea realmente "gratis", como afirman tan rotundamente.

Tal y como yo lo veo, las redes sociales y los grupos de apoyo en redes sociales tienen ventajas y desventajas. Hay un montón de ellos y cada uno que está en ellos tiene su propia idea y opinión de lo que funciona y lo que no. La mayoría, como probablemente ya habrás comprobado, son ideas a medias, totalmente equivocadas o simplemente las ideas de alguien sobre lo que puede funcionar. Luego están los que hablan de médicos, normalmente en el extranjero, que han encontrado "la cura". La mayoría son absolutamente ridículos. Se aprovechan de quienes aún no han determinado su enfermedad o no han comprendido que no existe cura. Se nota en las preguntas que hacen algunos. Es triste. Algunos no tienen ni idea de lo que es la psoriasis o el eczema, y mucho menos de las ramificaciones de padecerlos. Algunos ni siquiera saben deletrear psoriasis. Hay muchos que dependen de los consejos gratuitos de otros. Hay un dicho que ya mencioné en el capítulo uno que dice que "los consejos gratuitos valen exactamente lo que se paga por ellos"... nada. Eso es exactamente lo que obtiene.

Las redes sociales también pueden ser muy duras con la gente, sobre todo con quienes ya han desarrollado una autoestima muy baja por tener psoriasis o eczema. Muchas de las publicaciones y respuestas que he visto son tristes, algunas increíblemente tristes. Al investigar, he seguido más de 20 grupos de apoyo diferentes en varias plataformas. La mayoría de las veces o son tristes o, la mayoría de las veces, una pregunta o las respuestas no ayudan lo más mínimo. Es sólo otra persona poniendo su "granito de arena". Parece, por lo que he visto, que hay mucha gente que utiliza las redes sociales y los grupos de apoyo sólo para apuntalar su ego sin aportar realmente nada significativo. Afortunadamente no he visto muchos comentarios despectivos o mensajes sobre mí y/o Psorclear, como los que son comunes en la mayoría de los sitios de medios sociales, en su conjunto. Parece que la mayoría de los moderadores de estos sitios de grupos de apoyo no permiten que se publique ningún tipo de comentario denigrante. Lo que sí veo son algunos posts increíblemente subidos de tono. Por eso hago todo lo que puedo para mantenerme alejado de cualquiera de esos sitios, salvo para ver lo que pasa allí.

La respuesta más memorable que he visto de alguien, con relación a un tratamiento sugerido para la psoriasis, fue la de la mujer que publicó esta respuesta y cito: "Simplemente elimina tu estrés y nada en agua salada". Supongo que, para ella, convertir todas las cosas adversas que te ocurren en la vida en meros acontecimientos intrascendentes o sin sentido es fácil. ¿Ah, ¿sí? Y, ella debe vivir en la costa de un estado costero, porque es bastante difícil convertir una piscina normal de agua dulce en una de agua salada. Tampoco todos podemos permitirnos hacer las maletas y mudarnos a una zona costera de playa. Así que, si busca buenos consejos sobre cómo tratar su enfermedad y le gustan las redes sociales, vaya allí y consiga más consejos como este. Esta es una razón más por la que tanta gente está tan confusa sobre qué hacer para tratar eficazmente su psoriasis o eczema.

En la primera parte del libro dije que no diría nada sobre el trauma psicológico por el que pasé, ya que ustedes lo saben todo. Sin embargo, hay una cosa muy interesante y triste que he oído y pensé que merecía la pena contársela. Fue hace unos años y estaba relacionado con el trauma psicológico que se puede sufrir tanto con la psoriasis como con el eczema. Lo leí en un artículo de periódico, no en un comentario de un grupo de apoyo. Era un artículo del New York Daily News del 20 de junio de 2018. La historia era sobre una joven que vivía en Hong Kong que había matado a sus dos padres y luego se había suicidado. Sus familiares dijeron a la policía que la razón por la que los había matado era porque los culpaba a ambos de que ella tuviera eczema y de que eso arruinara su vida. También se quitó la vida porque no podía más. Es, sin duda, la historia más triste que he oído en más de 50 años de lucha contra esta enfermedad. Menciono esto sólo porque realmente me pregunto cuántas personas pasan por un trauma psicológico tan severo y terminan acudiendo a estos grupos de apoyo en Internet con la esperanza de obtener algo de ayuda y orientación y lo que terminan recibiendo es cualquier cosa menos eso.

Me pregunto cuántos de nosotros estamos tan angustiados que no sabemos dónde pedir ayuda. De nuevo, sólo los que saben, saben. Yo lo superé gracias a mi sentido del humor increíblemente retorcido, pero otros no tienen tanta suerte. Para aquellos de vosotros que estéis sufriendo, posiblemente no tanto pero sí lo suficiente, en mi opinión lo mejor sería encontrar algún tipo de consejero que conozca de primera mano el trauma que causa, no sólo alguien que sea un espectador pasivo y un observador que ofrezca consejos de soslayo. Esas personas simplemente no saben a lo que nos enfrentamos. Sé que es muy difícil encontrar a una persona así, pero creo que es la única forma de encontrar a alguien con quien relacionarse y que pueda ofrecer consejos significativos. Un grupo de apoyo en Internet no es el lugar adecuado para encontrar esa ayuda. He visto a gente publicar mensajes sobre su estado mental, debido a la psoriasis o al eccema, y lo único que consiguen es que la gente les diga lo mucho que lamentan lo que están pasando.

Un simple "lo siento" no es suficiente. Esperemos que la información contenida en este libro pueda ser su respuesta. Es todo lo que cualquiera de nosotros ha deseado alguna vez... una respuesta que realmente signifique algo.

Yo encontré mi respuesta y espero que, después de leer lo que hay aquí, usted también la encuentre.

# 7
# *El resto de la historia*

Como he dicho a lo largo de este libro, Psorclear NO es una cura, es el tratamiento más efectivo y consistente que he conocido. También es la solución más segura, más fácil y menos costosa que he encontrado de cualquier otra cosa para mí. Como he dicho en repetidas ocasiones en este libro, no hay cura para la psoriasis y el eczema y apuesto a que nadie va a encontrar una porque la motivación no está ahí.

Antes he mencionado que sigo teniendo pequeños brotes y que mi cuero cabelludo no es tan claro como el resto del cuerpo, aunque sólo lo noto yo. Así pues, probablemente debería contarles lo que hago para mantener la psoriasis bajo control, en ambos casos. También debo mencionar que tengo, lo que algunos llamarían, abundante vello corporal. Personalmente creo que es una cantidad normal para un hombre adulto, pero también le digo a la gente que soy la prueba viviente de que el hombre evolucionó de los simios.

En serio, me he dado cuenta de que las zonas con más vello son las más difíciles de controlar y las más propensas a los brotes. Por si se lo está preguntando, entre esas zonas está la entrepierna. Las zonas con poco o nada de vello, de las que tengo algunas, son las que se mantienen más despejadas y las menos propensas a los brotes.

Como ya he dicho, los brotes que tengo son casi totalmente insignificantes, comparados con todo lo que he tenido que afrontar en el pasado en relación con esta afección. Lo que ha ocurrido es que me he acostumbrado a ser "normal", ahora que hace unos treinta años que no considero la psoriasis un problema. Cuando tengo pequeños brotes, me ocupo de las zonas. La única diferencia con respecto a antes es que ahora es como cuidarse de una pequeña irritación. A veces los brotes aparecen y desaparecen por sí solos.

Sigo utilizando esteroides tópicos de vez en cuando. Sin embargo, lo uso con mucha, mucha moderación y cuando lo uso, uso una cantidad mucho menor de la que usaba antes porque ahora es mucho más eficaz y los resultados duran mucho más. Lo tengo a mano por dos razones. Una es la fuerza de la costumbre. Incluso ahora, después de todos estos años, me doy cuenta de que sigo teniendo psoriasis y quiero tenerlo cerca como una manta de seguridad. Incluso a mí me cuesta darme cuenta de que este tratamiento ha sido y sigue siendo tan eficaz como lo es. Me resulta casi cómico que esta afección pueda tener un efecto tan profundo y duradero en mi psique. La otra razón es que funciona mucho más rápido para eliminar el enrojecimiento en el nacimiento del pelo, que es lo más difícil de controlar. En realidad no lo necesito, pero me he vuelto impaciente y quiero que las pequeñas manchas que aparecen... ¡desaparezcan ya! Ahora, cuando lo uso, lo hago con mucha, mucha moderación. Me lo pongo y lo froto.

Ahora, el cuero cabelludo. Como he dicho antes, es la zona más difícil de controlar, incluso más que mis uñas. La escama más gruesa que he tenido ha sido en el cuero cabelludo, hasta el punto de llegar a perder pelo. Ahora, la descamación que se produce es muy ligera y bastante fácil de eliminar. Como he dicho antes, antes tenía que ponerme tópicos en el pelo todas las noches y llevar un gorro de ducha para acostarme. En aquella época, ni siquiera me ayudaba mucho, por no hablar de las cantidades extraordinarias que he tenido que utilizar. La psoriasis en mi cuero cabelludo es ahora menos del 1% de lo que solía ser. Una cosa que he notado es que en verano mi cuero cabelludo tiene incluso menos escemas que en invierno. Esto sólo puede deberse a la exposición adicional al sol. Supongo que el hecho de tener el pelo ralo de viejo también ayuda.

Parte de la razón por la que el cuero cabelludo es la zona más difícil de controlar se debe a todas las cosas que utilizamos en el cabello para mantenerlo en su sitio o, como queramos, del color adecuado y "suave y manejable". Todos estos productos, por suaves que nos parezcan, llegan al cuero cabelludo e irritan la psoriasis o el eczema. Como ya he dicho antes, utilizo el champú barato que contiene ácido salicílico y no alquitrán de hulla. El que uso está disponible en Walgreens (su marca genérica). Hoy en día, solo uso ese tipo de champú para lavarme el pelo. Es suave, no tiene ningún olor ofensivo y funciona muy bien. Si no puedo conseguir el champú genérico, siempre hay algo similar disponible en alguna parte, pero, por lo general, a un precio más alto. He descubierto que la mayoría de los champús habituales del mercado, si no todos, me irritan el cuero cabelludo y empeoran notablemente la psoriasis, prácticamente de la noche a la mañana. Al fin y al cabo, han sido desarrollados para el cabello y no para el cuero cabelludo. Hay champús de zinc en el mercado, pero también contienen aditivos que ayudan al cabello, pero no al cuero cabelludo, por no mencionar que son caros. Son principalmente para los que sufren de caspa, no de psoriasis o eczema del cuero cabelludo.

# 8

# *La última pieza del rompecabezas*

Desde que uso lo que ahora es Psorclear y he experimentado su eficacia a largo plazo, he podido comprobar que algunas cosas son muy ciertas. Se han teorizado en muchos estudios. No estoy muy seguro de que se hayan corroborado alguna vez, debido a que con los medicamentos disponibles nunca ha habido una forma de estabilizar la psoriasis durante un periodo prolongado de tiempo, de la forma y durante el tiempo que yo he podido estabilizarla. Sería necesario que eso ocurriera para poder determinar qué condiciones e influencias externas afectan a la psoriasis. Ahora que he sido capaz de estabilizar y prácticamente eliminar la psoriasis y sé lo que hago, sin duda minimizo, en la medida de mis posibilidades, los raros y leves brotes de psoriasis que tengo, en menor medida que hace años. Sin embargo, hacer más requeriría un cambio de estilo de vida que ahora mismo no quiero llevar a cabo. Como se suele decir, no se pueden enseñar trucos nuevos a un perro viejo, a menos que quiera aprender. La necesidad de hacerlo es ahora menor que nunca.

He descubierto que lo que agrava más drásticamente los brotes es el alcohol. Bebo alcohol, pero no en exceso. Cuando surgen esas situaciones, y de vez en cuando lo hacen, suelo tener un brote de psoriasis al día siguiente. Como ya he dicho, son minúsculos en comparación con el pasado. Cuanto más alcohol consumo, peor es el brote. Si no bebo nada de alcohol o muy poco, como ahora, los brotes disminuyen. Incluso la más mínima cantidad de alcohol afecta a mi psoriasis. Así de sencillo. Parece, al menos por mi experiencia, que todo lo que se ha dicho y escrito sobre la correlación entre el alcohol y los brotes de psoriasis es realmente muy cierto.

En el pasado, también observé que mis brotes de psoriasis se producían con mayor frecuencia cuando aumentaba repentinamente de peso. Cuando eso ocurría, no aumentaba la cantidad de zinc ni, más tarde, de Psorclear que ahora tomo, así que no sé si eso habría compensado. Sospecho que sí, debido a lo que he mencionado antes sobre el metabolismo y a que la cantidad que tomaba estaba relacionada con mi peso o peso normal. Mi razón principal para no aumentar la dosis, en aquel momento, era que lo utilizaba como incentivo para perder peso. A mí me funcionó. Siempre he sido normalmente más pesado en invierno, debido a una menor actividad física. En el último año, más o menos, mi actividad física ha llegado casi a un punto muerto, principalmente debido a la pandemia a la que todos nos enfrentamos ahora. Lo bueno es que, debido a mi enfermedad cardiaca, estoy tomando un diurético que prácticamente elimina la posibilidad de que aumente de peso.

En cuanto a cualquier dieta especial, incluso con la afección cardiaca que padezco, no sigo ahora, ni he seguido nunca, ningún tipo de dieta restringida o especial, ni me he sometido nunca a ningún tipo de dieta especial por mi psoriasis. Tampoco he seguido nunca ningún tipo de dieta especial para ninguna de mis otras enfermedades. A lo largo de todos mis problemas médicos, a veces he perdido y ganado mucho peso (más de 60 libras). Ahora, gracias a los medicamentos que tomo, mi peso está totalmente estabilizado y lo ha estado durante varios años. A pesar de todos mis problemas médicos, ni mi psoriasis ni mi consumo de zinc con Psorclear fueron nunca un problema grave. He permanecido despejado y nunca he tenido ningún brote, aparte de los pequeños sucesos ocasionales mencionados anteriormente.

Ahora las dietas... Dietas, dietas, dietas. Hay miles de ellas. Dietas para adelgazar, dietas para ganar masa muscular, para bajar el colesterol, para la ansiedad, dietas para un problema u otro. Elija la que quiera. Ni que decir tiene que existen dietas tanto para la psoriasis como para el eczema. Algunas son buenas, otras son malas y otras prácticamente no hacen nada. Lo que me parece más interesante al leer sobre dietas para la psoriasis y el eczema es que muchas de ellas incluyen alimentos conocidos por su alto contenido en zinc. Hmmm...interesante.

Desgraciadamente, esos alimentos ricos en zinc no aportarán la cantidad suficiente de este mineral para compensar cualquier deficiencia que usted pueda tener, como ya he dicho antes en el libro.

Hay muchos, muchos libros por ahí, así como los que dicen que ciertos alimentos pueden tener un efecto terapéutico tanto para la psoriasis y el eczema. Personalmente, nunca he comprobado que mi dieta tuviera nada que ver desde que utilizo Psorclear o las pastillas de zinc que utilicé por primera vez antes de que se formulara Psorclear. Es posible que algunas de esas personas tengan razón, pero, vuelvo decir que, al no haber tratado nunca con una dieta especial de ningún tipo, realmente no lo sé. Dependería de ti decidir qué es lo mejor para ti.

He aquí algunos alimentos con un alto contenido en zinc, pero que no son suficientes para ayudarnos con nuestra carencia de este mineral:

Alimentos y frutos secos:
- Almendras/Cacahuetes
- Judías
- Carne de vacuno
- Queso

- Cordero
- Langosta
- Ostras
- Carne de cerdo

- Pollo
- Garbanzos
- Cangrejo

- Semillas de calabaza
- Cereales integrales
- Yogur

Frutas:

- Albaricoques
- Aguacates
- Plátanos
- Moras
- Melón cantalupo
- Fechas
- Higos

- Kiwi
- Plátano
- Granada
- Ciruelas pasas
- Pasas
- Frambuesas
- Fresas
- Mandarina

Lo único que sé es que nunca ha habido ningún tipo de dieta que haya tenido ningún efecto, ni bueno ni malo, sobre mi psoriasis. No soy muy exigente con la comida, ni mucho menos, y como muchas cosas que la gente dice que no son buenas para la salud. Me gustan esos alimentos.

El estrés siempre me pasaba factura de forma más notable, como he escrito antes, aunque no en la medida en que lo hacía antes de empezar a tomar Psorclear. Antes, nunca podía determinar si era el estrés o el hecho de que mi medicación actual había dejado de funcionar. Recuerde, los brotes que he experimentado de vez en cuando palidecen ahora en comparación con los brotes que se producían antes de empezar a tomar Psorclear con regularidad.

Como mencioné en el capítulo uno, soy promotor inmobiliario y, a mis 72 años, intento averiguar por qué sigo siéndolo. No es una ocupación poco estresante. No es ni mucho menos tan estresante como otras que se me ocurren, pero, aun así, a veces es muy estresante. Cuando estoy sometido a un estrés prolongado, lo cual es bastante inusual últimamente, vuelven a aparecer los brotes. Supongo que la experiencia sirve de algo, incluso cuando se trata de la psoriasis. Cuando el estrés disminuye, también lo hacen los brotes. Además, soy una persona muy tranquila, así que los niveles de estrés que sufro no están relacionados con ningún arrebato emocional. Aunque sospecho que eso tendría el mismo efecto.

Hay dos cosas de las que no puedo hablarles y los efectos que tienen sobre mi psoriasis. Se trata del tabaco y las drogas (las de la calle), por dos razones completamente distintas. No consumo drogas y nunca lo he hecho, pero fumo cigarrillos desde que tenía 15 años, aunque intento dejarlo, como todos los que fuman. Una vez lo dejé durante dos años y medio, cuando me operaron de cáncer, y la verdad es que no noté ninguna diferencia. Eso fue hace unos catorce años. Es muy posible que ambos tengan un efecto adverso sobre la psoriasis, ya que ambos afectan al metabolismo y pueden tener un efecto devastador sobre el organismo en general. Sospecho que, si no fumara, podría ayudar. Aunque, que yo sepa, nunca ha sido un obstáculo. También supongo que no consumir drogas sería de gran ayuda. Sin embargo, eso siempre será un misterio y una incógnita para mí. Tampoco aumenté la dosis, en su día, para ver si eso compensaba mi hábito de fumar.

Una cosa que sí he mencionado antes, pero, sólo sobre mi cuero cabelludo, es el efecto de la luz solar sobre la psoriasis en el resto de mi cuerpo, desde que empecé a tomar lo que ahora es Psorclear. La razón por la que no lo he hecho es porque solo puedo decir dos palabras para describir el efecto del sol... ayuda. Siempre ha ayudado, con moderación. Hablando aquí de la luz solar natural, no del tipo de Puva (tratamientos UVA/UVB con los psoralenos). Esa es una historia completamente diferente y, como he mencionado antes, solo funcionó durante un tiempo y me hizo enfermar. La única diferencia ahora es que, si bien antes me ayudó un poco, ahora apenas lo noto porque realmente no tengo psoriasis perceptible. La mayoría de las manchas, a las que antes me refería como pequeñas irritaciones e imperfecciones, ahora simplemente parecen desaparecer cuando paso tiempo al sol.

Para terminar, me pregunto cuántos de ustedes recordarán el antiguo "Sonny and Cher Show", que se emitía por televisión en EE. UU. a mediados de los años setenta. En ese programa, solían tener un segmento cómico sobre la "Angustia de la Psoriasis". La "psoriasis" era una princesa egipcia que aparecía en los segmentos y todo el argumento se burlaba de ella. No creo que se dieran cuenta de que había varios millones de personas en la audiencia televisiva que no veían la gracia. Al final debieron de darse cuenta, porque eliminaron el segmento del programa. Para esos millones de personas, la princesa "Psoriasis" no tenía gracia. Al contrario, para ellos Psoriasis es malvada, perversa y tiene un sentido del humor muy desagradable. La Psoriasis gobierna malvadamente las vidas de millones de personas y en realidad no deja de hacerles a todos ustedes miserables y sus vidas insufribles.

Lo que me contó mi amiga me ha cambiado la vida de verdad. La psoriasis ha dejado de ser una mala palabra y ya no me controla a mí ni a mi vida. Puede que la malvada princesa no haya muerto, pero al menos ya no está en mi vida y ya no la controla. La información que he compartido con usted ha cambiado mi vida más allá de mis expectativas más salvajes. He descubierto muchas cosas en mis investigaciones a lo largo de los años. Sabiendo lo que sé ahora y lo que le he pasado a usted, sus decisiones sobre cómo hacer frente a esta devastadora aflicción se reduce a solo absorber la información relacionada que está aquí y luego usar el sentido común. Espero que eso le ayude más de lo que le han hecho creer en el pasado. También lo resumiría diciendo que Psorclear cambió mi vida y me dio esperanza cuando nada más podía hacerlo.

Como alguien que realmente ha ganado la guerra contra la psoriasis, nunca pensé que estaría en el lado ganador del espectro. Sólo tenía un desvanecido sentimiento de esperanza de que algún día encontraría algo, al igual que todos ustedes. Ese algo para mí fue lo que vino a ser Psorclear, y podría serlo para usted también.

Que la información de este libro le resulte tan provechosa como a mí. ¡Nos lo merecemos!

www.ingramcontent.com/pod-product-compliance
Lightning Source LLC
Chambersburg PA
CBHW072143020426
42334CB00018B/1869